生活 미용

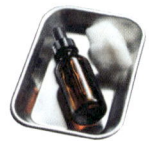

그동안 화장품을 너무 많이 발랐어!

for book

여는 글

고양이 세수하듯

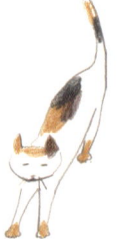

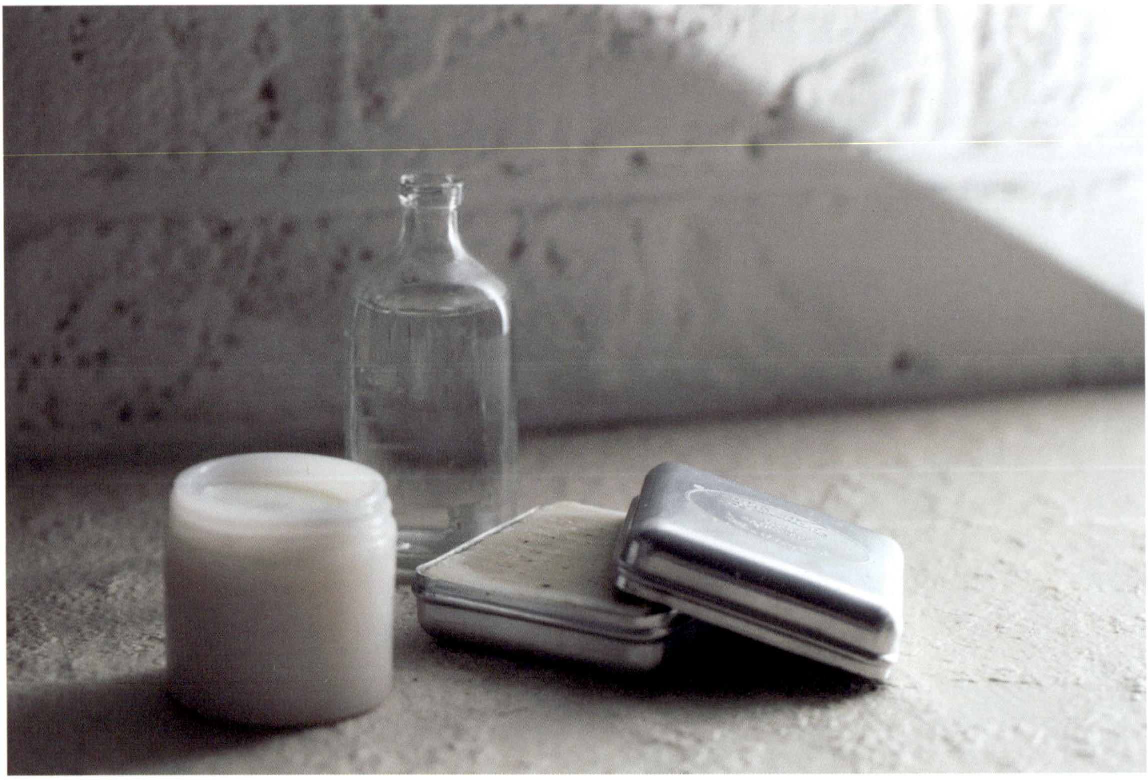

화장대가 미어터지게 생겼잖아요! 제발 화장품 다이어트 좀 하십시다

"아니, 너는 여자애가 왜 씻는 걸 싫어한다니? 당장 씻지 못해? 꼬질꼬질해서 못 보겠네, 정말!" 초등학교 다닐 때 엄마한테 주야장천 들었던 잔소리는 좀 씻어라, 였습니다. 눈만 마주치면 씻으래요. 딱딱거리는 엄마의 잔소리가 귀에 못이 박힐 즈음이 되면 겨우 물만 묻히는 세수를 했죠. 지금처럼 뜨거운 물 콸콸 쏟아지는 아파트도 아니고, 집 안에서도 파카를 입어야 하는 시베리아 벌판 같은 단독주택이니 씻기가 뭐 그리 신이 났겠어요? 그렇게 그렇게, 세수 시늉만 내고 나오면 엄마는 그랬죠. "또 고양이 세수야?" 고양이 세수. 요 사랑스러운 말을 그때 처음 알았습니다.

제 딴에는 좀 깨끗하게 단장해 보겠다고 침 묻혀 꼬물꼬물 세수 흉내를 내는 고양이처럼, 겨우 면상만 단장하고 학교에 가곤 하던 게으름뱅이 계집아이는 지금 버젓한 여자 어른이 되었습니다.

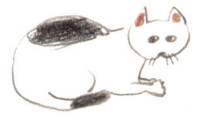

해 드는 자리에서는 거울을 보지 않는 게 정답입니다. 여자 어른이 되어 차곡차곡 나이를 먹고 보니 다른 뭣보다 해가 무섭데요. 속속들이 들여다보게 하니까요. 잡티에, 주름에, 못난 생김새며 깨알같이 박힌 블랙헤드까지… 현미경 들이댄 것처럼 다 보게 하니 무서워서 그렇습니다.

누구나 그렇습니다. 내 얼굴에 좌절하기 시작할 무렵, 기댈 곳이라고는 화장품뿐이라는 자각이 들기 시작하는 거죠. 그래서 온갖 기능성 화장품들을 폭풍 흡입하게 됩니다. 피부는 배가 터지든 말든, 복통에 시달리든 말든 알 바 없습니다. 바르는 것만으로도 내 마음이 흡족하니 장땡이다, 하는 겁니다. 화장품으로도 해결할 수 없다는 깨달음이 오면? 그때는 피부과 시술에 격하게 마음 동하기 시작합니다. 긁어내고, 채우고, 덧입히면서 달라지고 있다는 기쁨을 만끽하지요. 그나마도 여유가 없어 시술을 망설이게 될 때는 세상이 다 끝난 듯 한숨이 나오기도 합니다. 예뻐질 권리도 누리지 못하고 사는 인생을 마냥 한탄하기 시작하는 거예요. "아이구, 내 팔자야!" 하면서요.

더 이상의 긴 이야기는 하지 않겠습니다. 구구절절 긴 이야기는 책 속에 차근차근 등장할 테니까요. 다만, 지금부터 준비를 좀 하시죠. 쓰지 않는 화장품들을 싹 없앨 준비, 아무렇게나 사서 쓰던 제품들을 보다 건강한 녀석들로 갈아끼울 준비, 생각 없이 먹던 음식들과 냉정하게 이별할 준비, 그리고 정말 아름다운 내 얼굴과 다시 만날 준비, 그런 준비들.

요즘은 심플이 대세입니다. 아름다워지는 일에도 바로 그 심플 공식을 접목해 보았습니다. 어쩌면 당신이 지금까지 믿고 실천해 온 미용 상식들이 당신의 얼굴 위에 트러블을 만들고 있었을지도 모른다는 것. 이렇게 어이없는 협박부터 하고 시작하겠습니다. 지금부터 꼼꼼히 읽고 실천하면서 다 같이 예뻐지십시다. 아름다운 여자가 되는 비결은 의외로 심플하니 말입니다. 〈에프북〉 일동

"너, 누구야?"
에디터 C의 [거울 비화]

편집자 일지

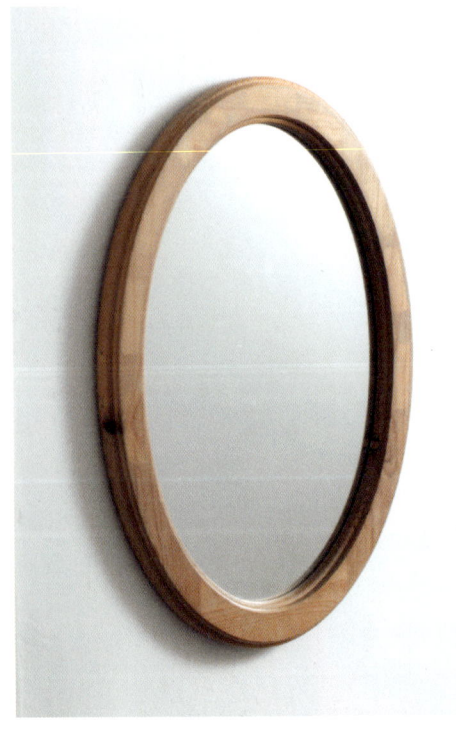
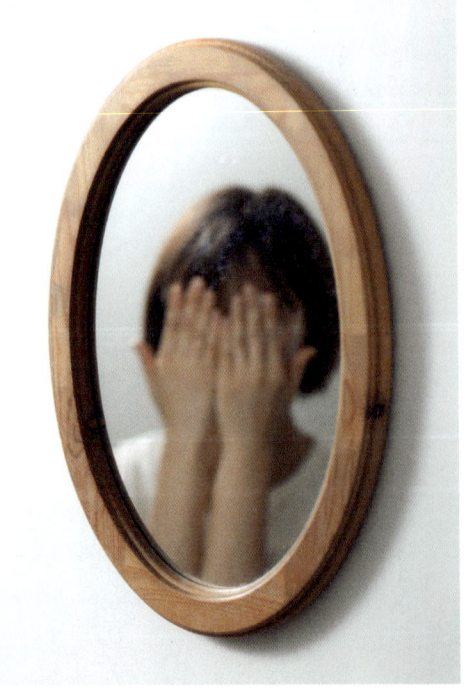

"너 진짜 피부 하나는 끝내준다!"

밋밋한 듯 딱히 예쁜 데 없는 얼굴로 10대와 20대 초반을 지나던 무렵, 주변 사람들의 입에 오르내리던 제 유일한 장점은 맑은 피부였습니다. 모공? 안 보이고, 트러블? 없고, 잡티? 모르고… 거기에다 만지면 요철 하나 없이 부드럽고 매끈한 피부 결까지! 비루한 신체에 자랑할 것은 오직 그거 하나였죠, 싶습니다. 그땐 몰랐지요. 그 유일한 장점마저 그렇게 빨리 달아날 줄이야.

성격이 좀 예민해서 스트레스를 쉽게 받는 저는, 되도록 스트레스 받는 일은 피하며 살아왔습니다. 네, 다시 말해 그냥 설렁설렁 살았다는 얘기죠. 하지만 어른이 된다는 것은 더 이상 스트레스를 피하기만 해선 안 된다는 것을 뜻하더군요. 대학교 3학년부터 시작된 인생의 고민과 취업 스트레스는 피부에 붉은 염증성 여드름을 하나둘 선사했습니다. 이러다 말겠지 싶으면서도 덜컥 겁이 났습니다. 신경이 쓰이다 보니 무의식중에 자꾸 더러운 손으로 여드름을 만졌고, 나조차도 보기 싫은 트러블을 감추기 위해 화장은 자꾸 짙어졌습니다.

게다가 직장 생활을 시작하면서 피부 상태는 더욱 심각해졌습니다. 초짜 에디터가 감당하기엔 너무도 버거웠던 업무에다 머리끝까지 차올랐던 스트레스와 불규칙한 생활 탓에 피부 컨디션은 최악으로 치달았습니다. 얼굴은 늘 뜨거웠고, 여드름과 각종 염증성 질환, 각질과 아토피 등 피부에 생길 수 있는 온갖 나쁜 것들은 다 달고 다녔다고 해도 과언이 아니었지요.

그때부터 이 세상에 존재하는 트러블 관련 화장품을 샅샅이 구해 쓰기 시작했습니다. 백화점과 인터넷, 로드 숍뿐만 아니라 방판이나 해외 직구에도 발을 들여 놓았지요. 비누를 만들어보기도 하고, 날곡물로 팩을 만들어서 뒤집어쓰는 일도 다반사였습니다. 하지만 갖은 노력을 해도 피부는 절대 예전의 모습으로 돌아가지 않았습니다. 사진을 찍는 것도, 거울을 보는 것도 최대한 피했습니다. 방송에서 귤껍질이나 멍게 같은 걸 소재로 얘기하면 내 옆 사람이 혹시라도 저 단어를 들으며 내 얼굴을 떠올릴까 봐 전전긍긍했습니다. 고작 피부 하나 나빠졌을 뿐인데 마음은 그렇게 자꾸만 작아졌습니다.

수년이 흐른 지금, 최악이었던 그때에 비하면 한결 건강해진 피부를 되찾았습니다. 앞으로 소개할 여러 방법들 덕분입니다. 하지만 여전히 스트레스나 호르몬 주기에 따라 피부 컨디션은 눈에 띄게 나빠지며, 트러블이 지나간 자리를 없애 보고자 했던 몇 가지 레이저 시술 때문에 피부가 예민해져 얼굴이 쉽게 붉어지기도 합니다. 피부 미인이 되려면 아직도 갈 길이 한참 멀지만, 그래도 이제는 내 피부가 원하는 것을 어느 정도는 파악하고 있기 때문에 피부가 뒤집어져도 예전처럼 좌절하지 않습니다.

남들보다 피부로 고민했던 시간이 조금 길었던 덕분에 저는 〈에프북〉의 비공식 뷰티&헬스 전문 에디터로 임명받게 되었습니다. 게다가 저는 주변 분들의 피부 고민을 들어주는 상담사 역할까지 겸하기 시작했죠. 하지만 피부 질문에 대한 명쾌한 답을 드릴 수는 없습니다. 전 세계에 70억 명의 사람들이 있다면, 70억 개의 각기 다른 피부 타입이 존재하니 말입니다.

다만, 자신 있게 말할 수 있는 것은 피부와 연애한다는 생각으로 공들이고, 예뻐해 주고 관심 가져준다면 분명 눈에 띄게 피부와의 관계가 친밀해질 거란 겁니다. 단순히 피부 고민을 해결하기 위해 화장품을 구입하고, 관리를 받고, 거울을 마주하던 시절의 저는 그 일련의 과정들이 하나도 즐겁지 않았습니다. 마치 누군가가 던져준 과제를 해야 하듯 버겁고 귀찮은 일이었죠. 혹시 저처럼 피부 관리가 마음의 짐이거나 부담스럽다면 그 마음가짐 먼저 달리 가져보시기를 권합니다.

차고 넘치는 화장품 중 내 피부에 맞춘 듯 착 감기는 화장품 하나씩 분명 있습니다. 그걸 찾는 과정을 즐겨 보세요. 게다가 깨끗한 물을 마시고, 좋은 재료로 만든 음식을 먹고, 열심히 움직이면 피부만 좋아지는 게 아니라 살도 빠지고 건강해지기까지 하는데… 이 모든 과정들이 어찌 즐겁지 않겠습니까.

그저 즐기세요. 조금 더 예뻐지기 위해 애쓰는 모든 과정들을 놀이라 생각하고 즐겁게 하다 보면 어느 순간 반짝반짝 빛나는 자신을 발견할 수 있을 거예요, 확신합니다. 그리고 이 책이 피부 관리에 대한 당신의 생각을 조금이라도 변화시킬 수 있길 바라봅니다.

차례

02 여는 글 고양이 세수하듯

04 편집자 일지 "너 누구야?" 에디터 C의 [거울 비화]

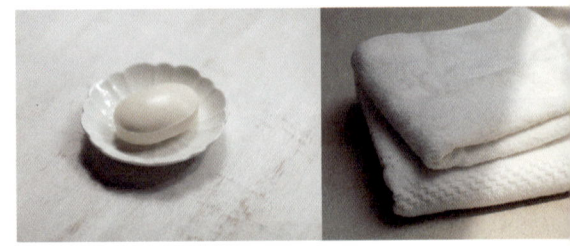

化粧品 日記

화장품 일기 : 피부는 생각보다 화장품을
　　　　　　 그렇게 좋아하지 않아

10 궁극의 화장품
　　: 가짓수를 줄여라! 없어서는 안 될 최소한의 리스트

12 각질, 어쩔 테야?
　　: 없애려 하지 말고, 쌓이지 않는 환경부터 만들 것

14 블랙헤드, 건드리지 마라
　　: 짜고 나면 돌이킬 수 없게 되는 까닭

15 화장솜, 무시하지 마라
　　: 질 낮은 화장솜에게 공격당하지 말 것

16 안 쓰는 화장품, 버려라
　　: 반드시 버려야 할 폐품 같은 화장품이 따로 있다

20 빼먹지 말자, 자외선 차단제
　　: 지겹지만 잔소리 좀 하겠습니다 1

22 마시고, 바르고… 수분력
　　: 지겹지만 잔소리 좀 하겠습니다 2

24 미친 존재감, 페이스 오일
　　: 어쩌면 토너와 오일 말고 다른 건 다 필요 없을지도!

28 클린하게, 약산성 클렌저
　　: 사실 뽀드득한 세정력을 경계해야 하는 거다

30 제대로 씻어라 1 : 양치질
　　: 요즘은 치약이 무섭다더라

31 제대로 씻어라 2 : 샤워
　　: 보디 브러시 효과에 의존해도 좋은 이유

32 제대로 씻어라 3 : 머리 감기
　　: 샴푸 방법만 정확히 알아도 머리숱이 달라진다!

34 싸구려 화장품, 무시하지 말 것
　　: 싸다고, 효과마저 싸구려는 아니라는 사실!

36 저렴한 마스크 팩도 괜찮아
　　: 아니, 저렴할수록 더 좋아!

38 오늘은 피부 休日
　　: 어떤 날 가끔은 아무것도 바르지 않기

40 그래도, 화장품을 포기할 순 없으니까 1
　　: 면세점 & 백화점에 갈 때 사두면 좋은 제품

41 그래도, 화장품을 포기할 순 없으니까 2
　　: 로드숍 & 드럭스토어에 갈 때 관심 가져야 할 제품

42 그래도, 화장품을 포기할 순 없으니까 3
　　: 해외 직구, 해외여행 때 사두면 좋을 추천 아이템

美容 日記

미용 일기 : 생각보다 단순하게 예뻐질 수 있게 만드는 생활 습관

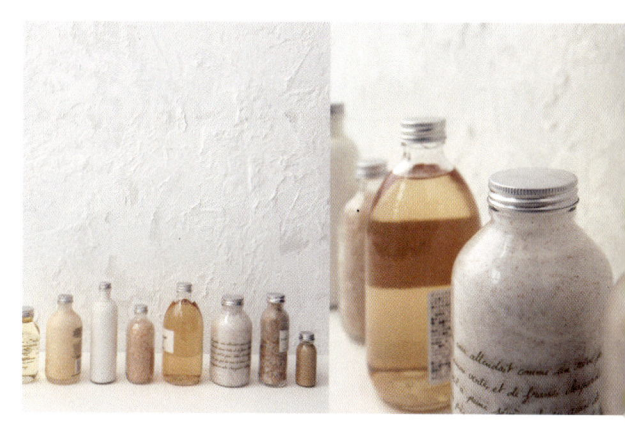

- **46** 식초를 세면대에 둔 이유
  : 욕실에서 식초가 하는 역할

- **48** 저녁에 씻는 습관
  : 취침 전 씻는 일에 집중하면 건강하고 예뻐진다

- **49** 얼굴을 차갑게 하라
  : 트러블 해소? 일단 음식부터 살펴보자

- **50** 천연 화장품 함부로 만들지 마라
  : 천연이라고 모두 안전한 것은 아니다

- **52** 녹차의 힘
  : 오랫동안 사랑받는 데는 이유가 있다

- **54** 천일염, 당장 사야겠다!
  : 피부의 빛과 소금이 되는 필승 아이템

- **55** 베이킹소다도 사야겠다!
  : 살림에만 쓰이는 줄 알았더니… 피부 관리까지!

- **56** 반신욕 라이프를 즐겨라
  : 잠시 찬양 좀 하고 가겠습니다

- **60** 예뻐지는 호흡법
  : 입으로 숨을 쉬면 못나진다

- **61** 배와 발을 뜨겁게!
  : 하반신이 따뜻하면 예뻐진다

- **62** 부종과의 전쟁
  : 부기를 방치하면 피부가 늙는다

- **64** 음식이 꽃이다, 슈퍼 뷰티 푸드
  : 예뻐지는 음식을 빼놓지 않고 매일 먹기

- **68** 현미 생활
  : 에프북 에디터들, 현미 생활로 달라졌어요!

- **70** 적게 먹어야만 하는 이유
  : 그렇게 과식하다가는 지레 늙는다

- **71** 가끔은 굶어도 좋을 이유
  : 우리 몸도 좀 쉬어갈 필요가 있다

- **72** 영양제는 만병통치약이 아니다
  : 영양제로 꿀피부를 만들겠다고?

- **74** 비울 수 있는 용기, 심플이 답이다
  : 소비의 패턴을 바꿔라, 삶이 달라진다

- **78** **닫는 글** 개가 주인 섬기듯

화장품 일기

化粧品 日記

피부는 생각보다 화장품을 그렇게 좋아하지 않아

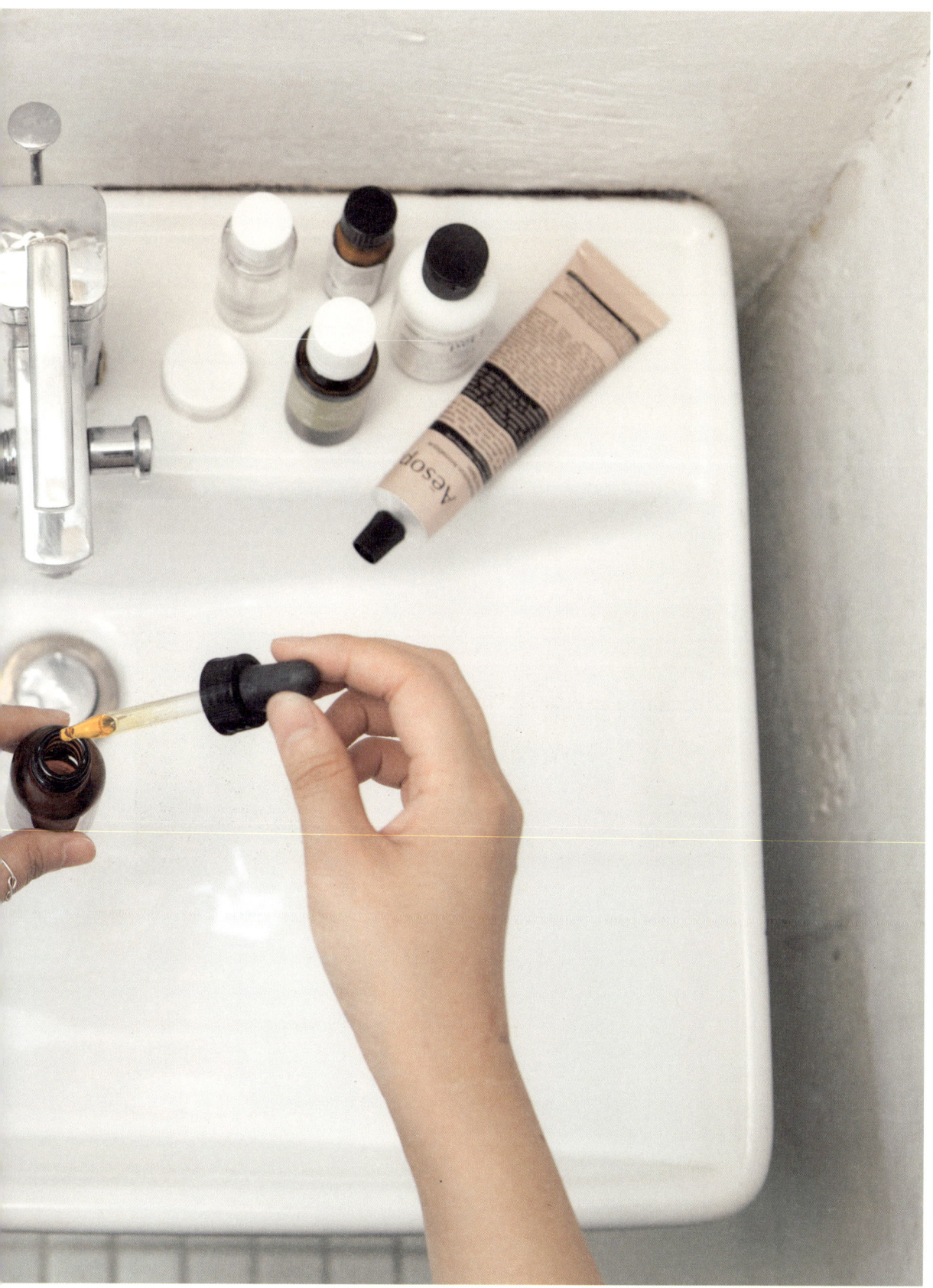

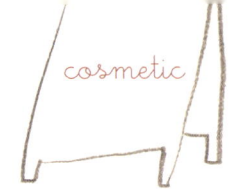

궁극의 화장품
: 가짓수를 줄여라! 없어서는 안 될 최소한의 리스트

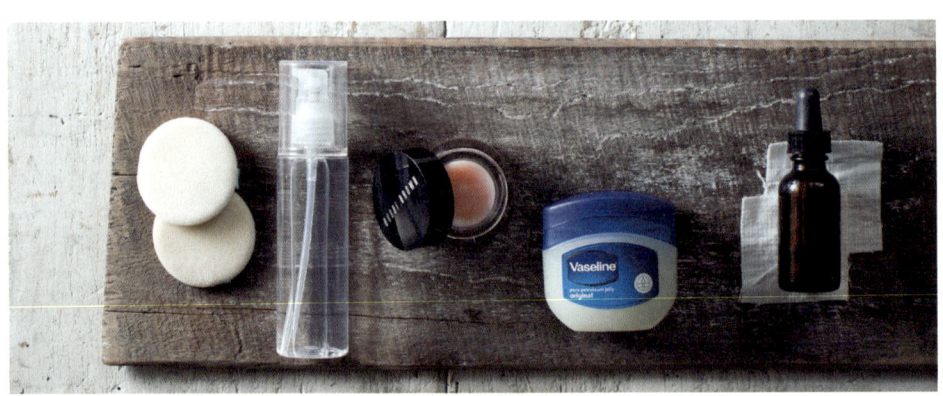

화장대 위의 필수품

화장솜과 메이크업 퍼프 되도록 소재가 좋은 것을 사용하고 청결하게 관리한다. 이 두 가지 아이템은 피부 각질을 정돈하고, 메이크업의 완성도를 높이는 중요한 역할을 한다.

무알코올 스킨 알코올이 들어가지 않은 스킨은 머스트 해브 아이템. 스프레이형 공병에 덜어 두면 스킨으로도, 미스트로도 활용 가능하다. 기능성 스킨보다는 순하고 보습에만 충실한 것이 좋더라. 아무 때나 수시로 뿌려도 좋으니까.

보습 전용 화장품 하나 로션과 크림, 에센스 과정은 과감히 생략! 보습 기능에 충실한 아이템 하나로 대신해도 충분하다. 지성 피부라면 소량을 덜어 얇게 한번 펴 바르고, 건성 피부라면 토닥토닥 두드려가며 흡수시킨 뒤 한 번 더 발라주는 것도 좋다.

바셀린 누가 뭐래도 바셀린만큼 뛰어난 만능 엔터테이너는 없다. 립밤으로, 손톱 보호제로, 무릎이나 팔꿈치 보습제로 다방면에 활용 가능한 바셀린은 특히 가을 겨울철 화장대의 필수품이다.

페이스 오일 페이스 오일 한 방울이면 피부 진정과 편안함이 달라진다. 사람의 피부와 아주 흡사한 구조라는 호호바 오일을 베이스로 한 페이스 오일을 선택하면 실패 확률이 적다.

이것저것 많이 바르면 좋은 줄 알았다. 그래서 온갖 기능성 제품들과 동고동락했다. 결론부터 말하자면 NO! 오히려 화장품을 줄이는 다이어트가 필요하다. 덕지덕지 발라대는 화장품 때문에 피부 무게가 늘어나게 생겼으니까. 그러니 내게 꼭 필요한 화장품 몇 가지만 최소한으로 골라보자. 물론 처음엔 감이 잘 오지 않을 것이다. 저 어여쁜 아이들 중 누구를 내친단 말인가. 그럴 땐 쉬운 방법이 있다. 마치 인간관계를 테스트하듯 화장품의 중요도를 테스트해보는 것이다. '절대로, 단 하루도 빼놓을 수 없는 화장품을 세 가지만 골라야 한다면?' '무인도로 떠나야 하는데, 허락된 것은 손바닥만 한 파우치 하나! 이럴 때 절대로 포기할 수 없는 것은?' 이런 식으로 극한 상황을 상상한 뒤 그때, 내 곁에 남을 화장품이 무엇인지 떠올려보면 쉽게 중요도를 파악할 수 있을 것이다. 사실 정해진 답은 없다. 스킨만 발라도 충분한 사람이 있고, 스킨과 에센스, 로션, 크림에 오일까지 발라도 피부가 편안하지 않은 사람이 있으니까. 그러니 화장품에 대해 깊은 관심을 갖고 내 피부에 맞는 궁극의 화장품들을 스스로 찾아보길 권한다.

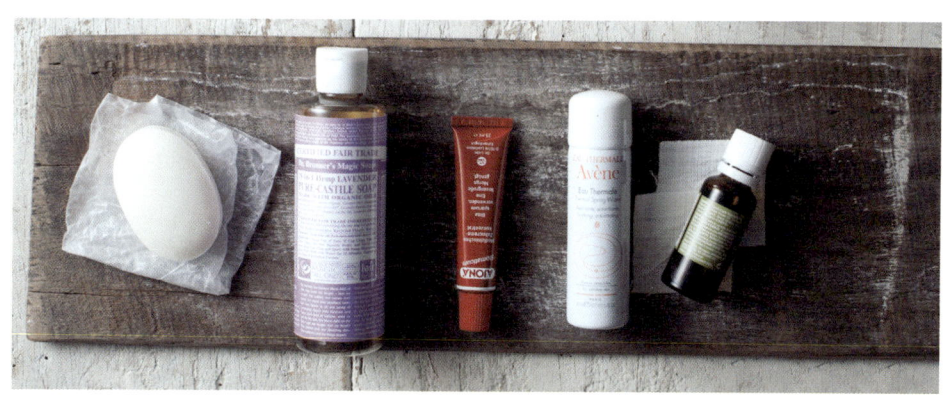

욕실 선반의 필수품

약산성 비누 뽀드득하게 씻기는 맛은 없지만, 샤워나 세안 후에도 피부가 땅기지 않고 촉촉하다. 세정력이 떨어지는 것도 결코 아니다. 그리고 역시 욕실엔 하얀 비누 하나쯤 있어야 기분 좋으니까.

리퀴드숍 닥터브로너스, 닥터우즈 등의 브랜드에서 나오는 물비누는 착한 가격에 성분도 좋고, 활용도도 높다. 샴푸나 치약으로 써도 되지만, 세안과 보디 샤워 정도의 용도가 적절한 듯.

성분 좋은 치약 치약은 비싸더라도 성분이 좋고, 기능 성분이 있는 것으로 고른다. 사진 속 아요나(Ajona) 치약은 구취와 염증 제거에 뛰어나다. 팥알만큼 짜서 사용하니 크기는 작아도 오래 쓸 수 있다.

미스트 사실 미스트는 화장대보다 욕실에 두는 것이 좋다. 세안 뒤 곧바로 미스트를 뿌리면 피부가 건조해질 틈 없이 수분을 지켜낸다. 온천수 성분의 미스트라면 가끔 눈을 뜨고 뿌려보자. 눈이 시원하고 개운해진다.

에센셜 오일 화장대에 보습 기능의 오일을 두었다면 욕실엔 에센셜 오일을 두자. 세안 마지막에, 목욕할 때, 헤어트리트먼트 할 때 한 방울씩 섞으면 아로마 테라피 효과를 볼 수 있으며 욕실에도 기분 좋은 향이 오래 남는다. 라벤더 오일이 가장 무난하고 대중적이다.

각질, 어쩔 테야?
: 없애려 하지 말고, 쌓이지 않는 환경부터 만들 것

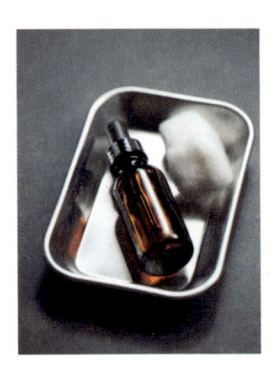

피부에 각질이 일어나거나 화장이 들뜨는 불편함을 느끼지 못하고 살아왔다면 굳이 스크럽이나 필링 제품으로 각질 관리를 따로 할 필요는 없다. 건강한 피부라면 정해진 주기에 맞춰 죽은 세포인 각질이 스스로 떨어져나가기 때문. 하지만 꼼꼼하게 스킨케어를 해도 각질이 일어나 있거나, 속 땅김이 심한 피부라면 얘기가 다르다. 건성 피부든 지성 피부든 수분이 부족하면 각질이 제대로 떨어져나가지 못하고 피부에 달라붙어 있게 되며, 아직 수명을 다 하지 못한 세포들도 건조함으로 인해 들뜨기 때문에 각질 정돈을 시작하는 게 좋다.

스크럽이나 필링 등 각질 제거법을 얘기하기 전에, 우선 각질이 일어나지 않는 피부 환경을 만드는 것이 중요하다는 말을 하고 싶다. 각질을 제거하려면 물리적, 화학적인 자극이 불가피한데, 피부에 이런 자극을 주는 것이 좋을 리가 없기 때문이다. 각질 없는 피부를 원한다면 무엇보다 보습에 조금만 더 신경 쓰면 OK!

평소 수분을 충분히 섭취하고, 잠들기 전 알로에 젤이나 수분 팩 등으로 피부 건조함을 잡아주는 사소한 습관만 익혀도 각질로 인한 고민이 한결 줄어들 것이다. 이런 수분 공급 방법은 자외선 등의 외부 자극으로 피부가 까칠해졌을 때도 효과적이다. 이미 외부 자극을 한번 받은 피부에 각질 제거제를 사용하면 오히려 트러블을 가중시킬 수 있으니 위에서 말한 알로에 젤이나 수분 팩 등 유분기가 적은 보습제를 듬뿍 발라 피부를 진정시키면 각질도 한결 잠잠해질 것이다.

그럼 각질이 일어나 얼굴이 칙칙해졌을 경우, 어떤 방법으로 각질을 제거하는 것이 좋을까? 크게 두 가지 방법이 있는데, 알갱이로 얼굴을 문질러 즉각적으로 제거하는 물리적 방법과 과일산 등의 성분으로 피부 표면의 각질을 녹이는 화학적 방법이 그것이다. 물리적 스크럽의 경우, 각질 제거 효과가 즉각적이라는 장점이 있지만 자칫 힘 조절을 잘못하면 피부에 심하게 자극을 줄 수 있다는 단점이 있다. 최대한 입자가 고운 제품을 선택하고, 마사지할 때 절대 꾹꾹 누르지 말고 피부 표면만 살짝 살짝 문질러 가며 하는 것이 중요하다.

한편 AHA, BHA 등의 산성 성분으로 피부 표면을 녹이는 화학적 필링은 많은 피부 전문가들이 추천하는 방법이다. 하지만 강한 화학적 필링제를 사용할 경우, 피부가 무척 예민해질 수 있어 시판되는 제품들은 자극을 최소화한 것들이 대부분이다. 그래서 드라마틱하거나 즉각적인 효과는 없지만, 꾸준히 사용하면 좋은 피부 컨디션을 유지하는 데 도움이 된다.

물리적이든 화학적이든 각질 제거 후엔 피부가 예민해져 있기 때문에 보습제를 평소보다 많이 발라주자. 각질이 제거되어 화장품이 쏙쏙 흡수되는 것을 금세 경험할 수 있을 듯. 단, 흡수가 잘 되다 보니 유분이 많은 제품을 바르면 오히려 피부에 영양감이 넘쳐 트러블을 일으킬 수 있으니 수분이 많은 제품을 선택한다.

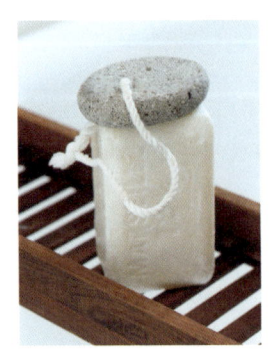

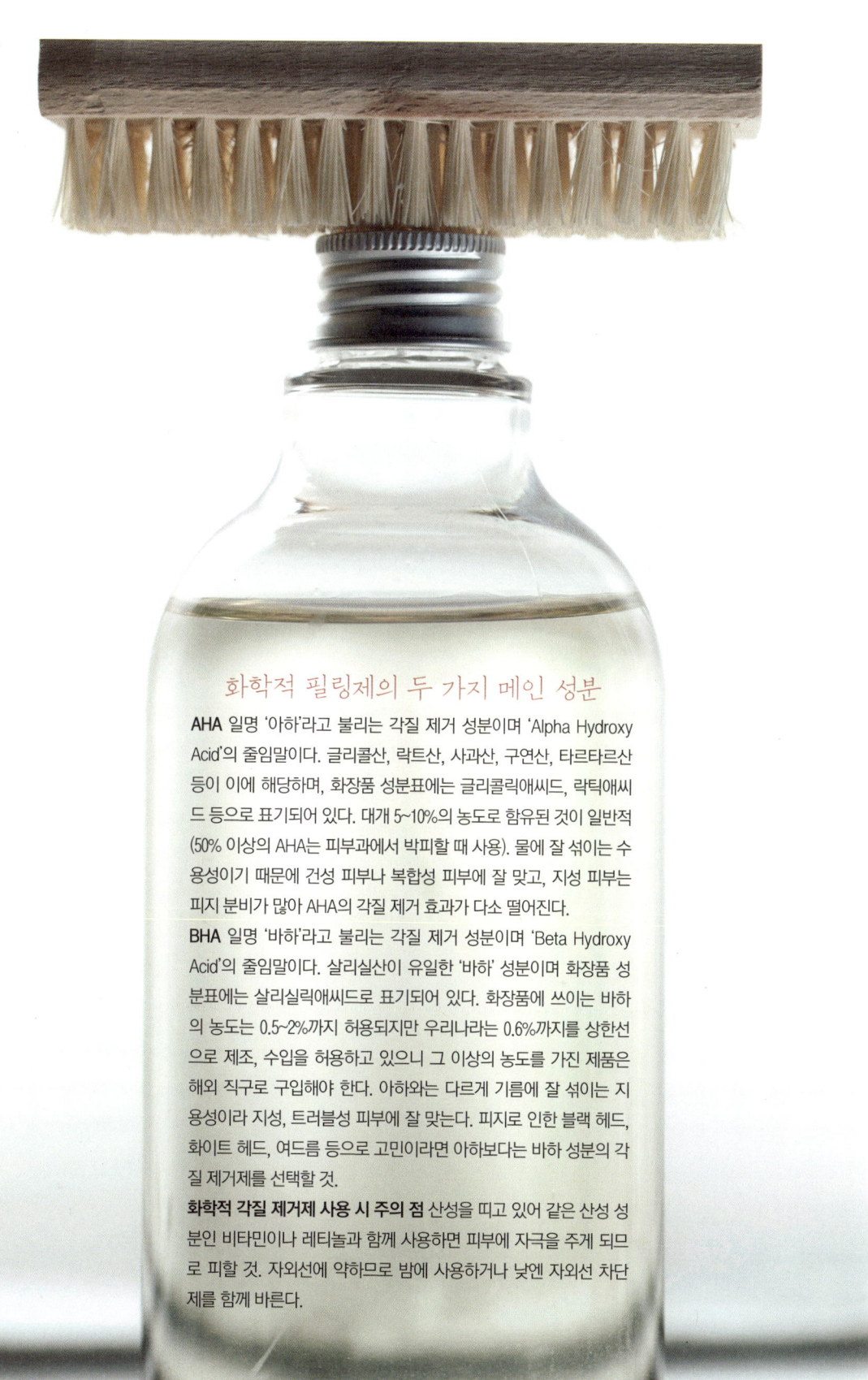

화학적 필링제의 두 가지 메인 성분

AHA 일명 '아하'라고 불리는 각질 제거 성분이며 'Alpha Hydroxy Acid'의 줄임말이다. 글리콜산, 락트산, 사과산, 구연산, 타르타르산 등이 이에 해당하며, 화장품 성분표에는 글리콜릭애씨드, 락틱애씨드 등으로 표기되어 있다. 대개 5~10%의 농도로 함유된 것이 일반적 (50% 이상의 AHA는 피부과에서 박피할 때 사용). 물에 잘 섞이는 수용성이기 때문에 건성 피부나 복합성 피부에 잘 맞고, 지성 피부는 피지 분비가 많아 AHA의 각질 제거 효과가 다소 떨어진다.

BHA 일명 '바하'라고 불리는 각질 제거 성분이며 'Beta Hydroxy Acid'의 줄임말이다. 살리실산이 유일한 '바하' 성분이며 화장품 성분표에는 살리실릭애씨드로 표기되어 있다. 화장품에 쓰이는 바하의 농도는 0.5~2%까지 허용되지만 우리나라는 0.6%까지를 상한선으로 제조, 수입을 허용하고 있으니 그 이상의 농도를 가진 제품은 해외 직구로 구입해야 한다. 아하와는 다르게 기름에 잘 섞이는 지용성이라 지성, 트러블성 피부에 잘 맞는다. 피지로 인한 블랙 헤드, 화이트 헤드, 여드름 등으로 고민이라면 아하보다는 바하 성분의 각질 제거제를 선택할 것.

화학적 각질 제거제 사용 시 주의 점 산성을 띠고 있어 같은 산성 성분인 비타민이나 레티놀과 함께 사용하면 피부에 자극을 주게 되므로 피할 것. 자외선에 약하므로 밤에 사용하거나 낮엔 자외선 차단제를 함께 바른다.

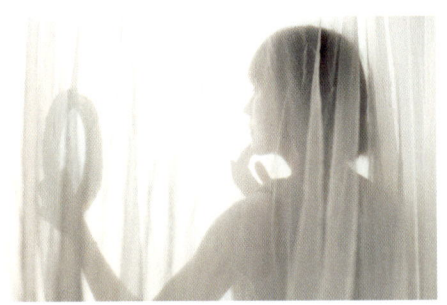

블랙헤드, 건드리지 마라
: 짜고 나면 돌이킬 수 없게 되는 까닭

바쁠 땐 오히려 거울 볼 시간도 없으니 피부를 망칠 시간도 없다. 문제는 한가할 때다. 화장대에 앉아서 주름도 만져보고, 솜털 좀 뽑고, 눈썹 정리하다 보면 으레 콧등에 자리 잡은 블랙헤드로 시선이 간다. 처음엔 눈에 확연히 들어오는 블랙헤드 몇 개만 짜고 말아야지 하고 시작하지만, 검은 피지 덩어리가 쑥쑥 나오는 쾌감에 어느새 흥분하여 그 일에 몰두하고 만다. 하지만 일련의 작업 뒤에 남는 것은 거대한 딸기코… 그리고 휑하니 비어버려 뭐라도 채워 넣어야 할 것 같은 텅 빈 모공.

이렇게 충동적으로 블랙헤드를 헤집는 날이 있는가 하면 어떤 날은 작정하고 블랙헤드와의 전쟁을 선포한다. 뜨거운 물로 모공을 열고, 코 팩을 붙인 뒤 완전히 마를 때까지 기다렸다가 극한의 고통을 참아가며 팩을 떼어내고, 차가운 물로 모공을 닫아주면 뭔가 제대로 된 스킨케어를 한 것 같은 뿌듯함이 든다. 코 팩에 달라붙은 노란 피지의 잔해를 보는 쾌감은 아마 인간이 느낄 수 있는 쾌감 중 상위권에 해당할 것이다. 코 팩의 피지를 사랑스러운 눈으로 이리저리 살펴보다가 쓰다듬기도 하고, 버리기 아까워서 보관하고 싶은 마음까지 들었던 것이 부디 나만의 에피소드가 아니길 바란다. 하지만 슬프게도 이런 쾌감 따위는 모르는 편이 낫다는 말을 해야겠다. 한번 넓어진 모공은 블랙헤드를 제거한다고 해서 다시 좁혀지지 않으며, 찬물을 아무리 끼얹어도 탄력이 생기는 일은 드물다(단호하게 말하면 그런 일, 절대 없다!).

모공을 둘러싸고 있는 살에는 근육이 없다. 그러니까 모공은 한없이 늘어나기만 하는 운명을 가졌다고 할 수 있다. 모공 케어를 하는 목적은 모공을 좁히는 것이 아니라, 모공이 더 이상 늘어나지 않도록 하는 것이라 할 수 있다. 블랙헤드는 꼴 보기 싫다. 하지만 이걸 여드름 짜듯 쭉쭉 짜내면 블랙헤드가 나오는 과정에서 모공이 더 넓어지기 쉽다. 게다가 코 팩은 피부에 자극을 주어 만성적인 딸기코를 선물하기도 한다. 무엇보다 중요한 것은 블랙헤드 제거가 모공을 좁혀주지 않으므로 텅 빈 모공엔 다시 피지와 노폐물이 차올라 하루나 이틀 만에 똑같은 모양으로 블랙헤드가 자리 잡는다는 것. 스팀타월로 모공을 열고, 코 팩을 하고, 찬물로 모공을 닫는 것은 나쁘지 않은 방법이지만, 그 효과가 하루 이상 가지 않는다.

그럼 블랙헤드를 방치하고 사느냐, 그건 아니다. 블랙헤드는 모공 속의 피지가 외부의 공기 등에 노출되어 까맣게 변한 것. 그러니 뿌리째 짜지 말고 산화된 표면만 정리해줘도 보기 싫은 까만 점들을 없앨 수 있다. 가장 쉬운 방법은 스크럽. 최대한 입자가 고운 제형의 제품으로 일주일에 한두 번 관리를 해주면 모공이 청결해 보이며, 실제로도 모공이 더 이상 넓어지는 것을 막을 수 있다. 단, 스크럽 후에는 시원한 스킨으로 피부의 열감을 내려주도록 하자.

아, 최근엔 모공 브러시라는 것이 등장했는데 이것 역시 블랙헤드의 뿌리를 뽑아주진 않지만 표면이 산화되고 요철처럼 피지가 올라오는 것을 막아주는 효과는 있더라!

화장솜, 무시하지 마라
: 질 낮은 화장솜에게 공격당하지 말 것

화장솜이 갈수록 진화를 거듭하고 있다. 압축법이 좋아져서 솜이 밀리거나 얼굴에 처참한 솜의 잔해가 남는 일이 줄더니, 솜의 한면에 각질 제거를 돕는 거즈 같은 면 조각이 붙어 있어 노폐물을 효과적으로 닦아낼 수 있게 되었다. 손가락을 끼울 수 있는 제품, 여러 겹으로 되어 있어 하나씩 떼어 쓸 수도, 스킨을 충분히 적셔 도톰한 사용감을 느끼며 쓸 수 있는 아이디어 상품도 나왔다. 소재 또한 고품격화했다. 형광 물질이 없는 제품, 표백을 하지 않은 것, 공정 무역 솜으로 만든 제품, 오가닉 인증을 받은 유기농 제품도 많아졌다. 예전엔 뛰어난 품질의 고급 화장솜은 외국 제품 구매 대행이나 백화점에서만 구할 수 있었는데 이젠 굳이 해외로 눈 돌리지 않아도 훌륭한 화장솜을 만날 수 있게 된 것이다.

어차피 한번 쓰고 버리는 것, 아무거나 써도 된다고 생각하는가? 어쩌면 많은 이들이 그렇게 생각할지도 모른다. 그런데 좋은 화장솜을 경험하고 나면 다시 값싼 화장솜의 세계로 돌아가긴 힘들게 된다. 질 낮은 화장솜은 피부를 긁는 듯한 까슬까슬한 느낌이 드는 반면 고급 화장솜은 부드럽게 피부를 매만져주는 듯한 느낌이다.

실제로 화장솜을 확대해서 살펴보면 좋은 면을 사용한 화장솜은 결이 촘촘하고 가늘고 부드러운 반면 값싼 화장솜은 수세미처럼 제멋대로 얽히고 훨씬 뻣뻣해 보이는 것을 확인할 수 있다. 피부를 긁는 듯한 기분은 절대 기분 탓이 아니었던 것이다.

스킨을 바를 때마다 '화장솜이 지나간 자리에 보이지 않는 미세한 스크래치가 생기고 있구나'라는 생각이 든다면 돈을 조금 들여서라도 피부에 자극을 덜 주는 화장솜을 선택하는 것이 낫다.

그렇다면 무조건 비싼 화장솜을 사면 되느냐? 그건 절대 아니다! 화장솜은 소모품이고, 우린 평범한 소시민. 적당한 가격대에서 무난한 제품을 찾으면 된다. 화학 처리를 하지 않고, 유기농 코튼을 사용한 화장솜으로! 가격대는 60~100개 정도에 3천~5천원 내외의 제품이라면 적당하다고 본다. 하지만 무엇보다 나에게 맞는 사용감을 가진 화장솜이 최고다. 자극이 없으면서 솜이 밀리거나 일어나지 않는지 여러 제품을 테스트해 보며 내게 맞는 최적의 화장솜을 찾아보자. 드럭스토어, 화장품 숍, 백화점, 대형마트 등에서 당신에게 맞는 화장솜을 분명 만날 수 있다.

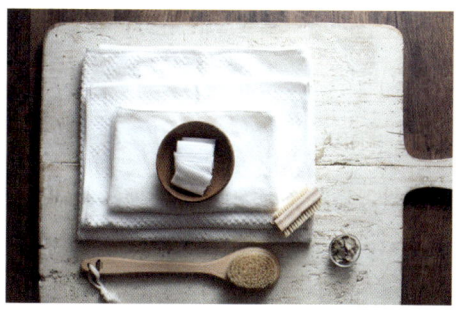

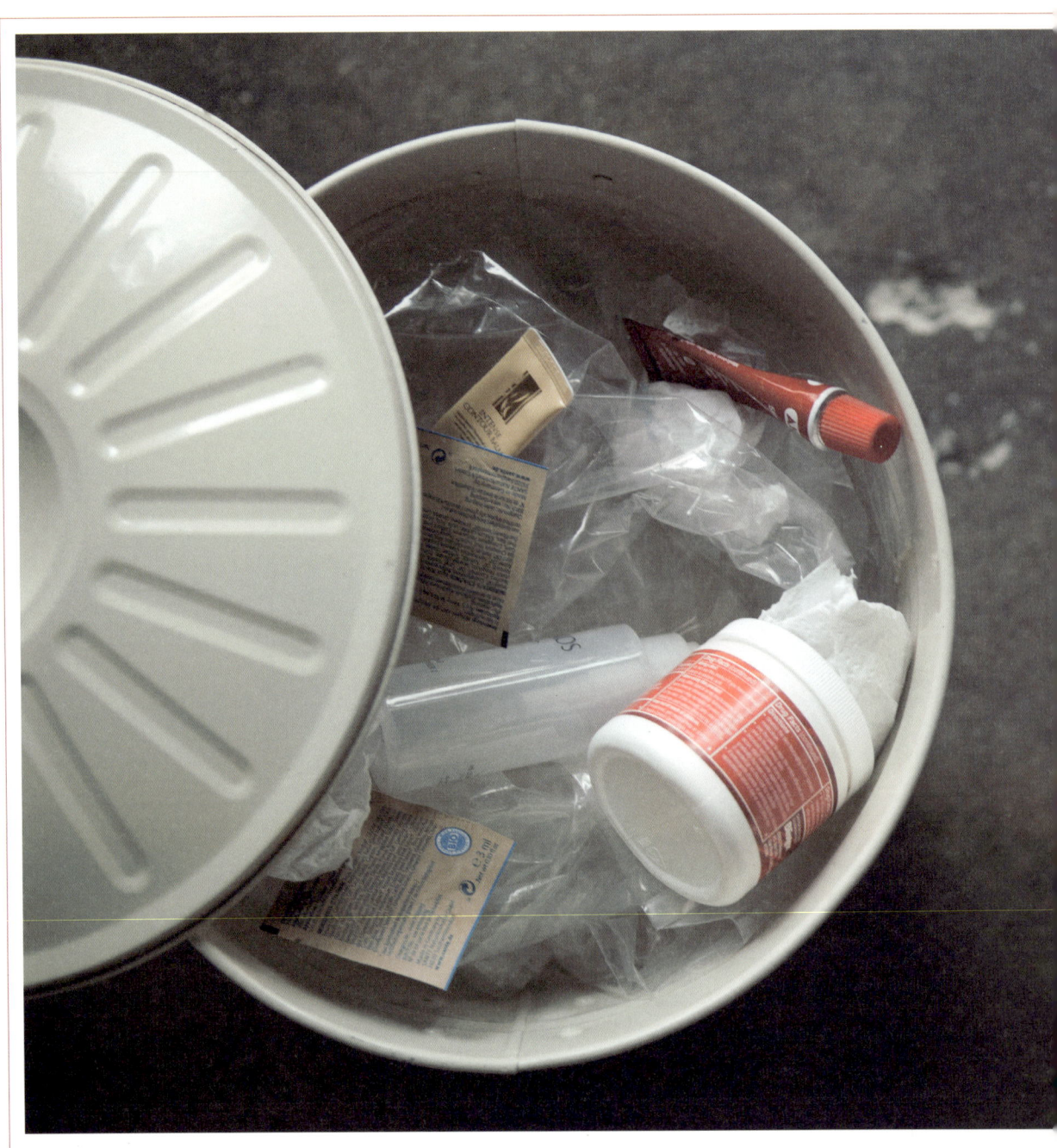

안 쓰는 화장품, 버려라

반드시 버려야 할 폐품 같은 화장품이 따로 있다

가끔 텔레비전에서 물건을 버리지 못하는 사람들의 사연을 본다. 한번 집 안에 들인 물건은 절대로 버리지 못하는 것으로도 모자라 남들이 버린 쓰레기까지 모아야 성에 차는 사람들. '아니, 어쩌다 저 지경이 된 걸까?' 혀를 끌끌 차다가 문득 내가 지금 누굴 안쓰럽게 생각할 처지가 아니라는 사실을 깨닫곤 하는데, 바로 화장대 앞에 앉을 때다. 언제 받았는지 기억조차 나지 않는 화장품 샘플, 여행 갈 때 쓴다며 고이 보관한 트래블 키트, 연예인이 바른 걸 보고 어렵게 구했는데 도저히 내가 소화할 수 있는 컬러가 아니라서 그대로 방치되고 있는 립스틱들, 한 통을 제대로 비워본 적이 없는 각종 팩까지…. 이 정도면 나도 '쓰레기 화장품女'라는 타이틀로 방송에 출연해도 전혀 손색이 없겠다 싶었다.

사실 얼마 전까지만 해도 화장대에 가득한 화장품을 볼 때면 마음이 풍족해지고 부자가 된 것 같은 기분이 들었다. 지금은 쓸 일이 없지만 언젠가 반드시 다시 쓰게 될 것이라는 확신도 있었다(그런 일은 결코 일어나지 않았다). 마음에 드는 화장품을 발견하면 두세 개씩은 쟁여 놓아야 안심이 될 때였으니 이 정도면 화장품에 대한 집착이 웬만한 스토커 뺨치는 수준이다.

화장품을 버리는 재미(?)를 알게 된 것은 몇 가지 계기 때문이다. 여행을 가게 되어 그동안 고이 보관해 둔 샴푸와 린스, 보디샤워, 폼 클렌징 등으로 구성된 트래블 키트를 자신 있게 펼쳐 놓고, 썼으려고 보니 이 모든 아이들이 매우 역한 냄새와 눈 뜨고 봐주기 힘든 '썩은 물'의 모습으로 변해 있었다. '아끼다가 똥 된다는 것'이 이런 것이구나, 처음 깨달았다.

여행에서 돌아와 가장 먼저 한 것은 그간 애써 모았던 화장품 샘플을 버린 것이었다(비교적 최근에 받은 것들은 남겨 놓았다가 일주일 안에 다 썼다). 쓰지 않는 립스틱은 립밤과 섞어서 입술 보습제로 쓰거나 크림 블러셔로 사용하면 좋다기에 드라이어로 열심히 녹여서 새로운 제품을 탄생시켜 보았지만 결국 그것도 일주일도 되지 않아 쓰레기통으로 직행했다. 내 얼굴에 어울리지 않아서 방치되었던 립스틱, 그게 블러셔나 립밤이 된다고 해서 갑자기 나에게 어울릴 리가 없지 않은가. 피부를 망쳐가며, 가끔은 당황스러운 경험을 하며 이제야 깨달은 것, 화장품은 절대로 쟁여두고 쓰는 것이 아니라는 사실이다. 처음엔 마음에 쏙 들었던 화장품이라도 다 써갈 때쯤엔 분명 새로운 제품에 눈길이 가거나, 단점이 보이게 마련이므로 이제부터라도 똑같은 화장품을 쟁여두는 미련한 짓은 그만둘 것. 여행용 키트는 한 달 안에 계획된 여행이 없다면 그냥 바로 써버릴 것. 제품을 담았던 용기만 깨끗하게 씻어 알코올로 소독해서 잘 말린 뒤 여행 갈 때 평소 쓰던 제품을 덜어가는 것이 훨씬 현명한 방법이다.

언제 사용했는지 기억도 안 나는 제품, 내 얼굴에 썩 효과가 없었던 제품은 그냥 몽땅, 싹, 다, 버리는 것이 가장 좋다. 쓰다 남은 스킨케어 제품은 몸에 발라도 된다고들 말하지만 사실 보디용 화장품은 스킨케어 제품에 비해 유분이 많다. 그래서 어지간한 스킨케어 아이템은 몸에 아무리 발라도 성에 차지 않는다는 것을 기억해 둘 것.

어느 하루 날을 잡아서 대청소를 하듯 화장대 청소를 하는 것도 좋지만, 한꺼번에 화장대가 텅 비어버리면 쇼핑을 해야 할 것 같은 욕구에 휩싸이기 쉽다. 평소 화장품 욕심이 많은 편이라면 '하루에 몇 개씩 버리기 놀이'를 해볼 것. 매일 저녁 화장대 앞에 앉아서 정해진 개수의 아이템만 버리는 것이다. 화장품이 그리 많지 않다면 1개, '쓰레기 화장품女' 타이틀이 어울릴 정도로 쟁여놓은 것들이 많다면 하루에 3개씩 과감하게 버리는 식으로. 처음엔 오래된 샘플지 3장으로 시작했다가 나중엔 크림, 팩, 에센스 등을 화장대에서 과감하게 정리할 수 있게 될 것이다. 정 아까우면 손이나 발, 팔꿈치에 발라서 비우는 것도 좋다. 이렇게 며칠만 해도 화장대가 깔끔하게 정리된다. 그리고 이때쯤부터는 버리는 것의 재미를 알게 되고, 무작정 화장품을 사들이고 모으는 것이 얼마나 큰 낭비인지 깨닫게 되면서 화장품을 충동 구매하는 습관도 고쳐질 것이다.

다 쓰지도 않은 화장품을 버리라는 조언, 사실 함부로 하기 조심스럽다. 부정적인 시선도 이해한다. 하지만 사용하지 않는 화장품으로 가득 찬 화장대는, 버리지 못하고 보관만 하는 오래되고 상한 음식들로 가득 찬 냉장고와 다름없다. 결국엔 쓰레기통으로 향하게 될 것이니 사용하지 않는 것은 아까워하지 말고 그때그때 버리는 것이 맞다. 비싼 돈 주고 구입한 화장품을 내 손으로 버리는 경험을 통해, 다신 이런 짓 하지 않겠다는 것을 분명 깨달을 테니까.

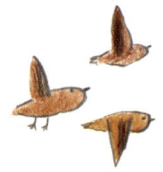

차라리 휴지통에 양보하세요

개봉한 지 6개월 넘은 마스카라 마스카라는 특히 유통 기한이 짧다. 게다가 눈 안으로 들어갈 위험도 높은 아이템이니 마스카라 한 개의 사용 기간은 절대 6개월을 넘기지 말 것.

제형이나 향이 변한 립밤 립밤은 자주 열고 닫으며 손가락을 이용해 바르기 때문에 산화되기 매우 쉽다. 6개월 이상 쓰지 않는 것은 기본이며, 유통 기한이 지나지 않았더라도 제형이나 향이 변했다면 과감하게 버릴 것.

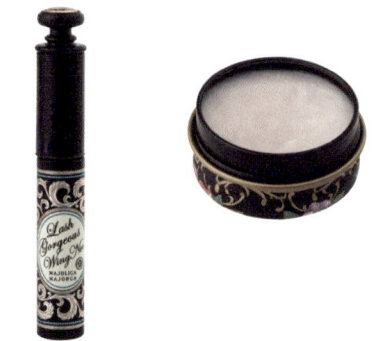

오래 아껴둔 샘플지 샘플지는 받자마자 일주일 안에 사용하자. 샘플지에 담긴 화장품은 온도에 민감하기 때문에 내용물이 변질되기 쉽다.

오래 방치된 기능성 화장품 레티놀, 비타민 등 각종 기능 성분들은 쉽게 산화되기 쉬우므로 개봉 후 3개월 안에 바르는 것이 성분의 효과를 볼 수 있는 방법. 그러니 한 통 다 비우지 못한 채 오래 방치된 기능성 화장품은 아무리 고가의 제품이라도 과감하게 버리도록 하자.

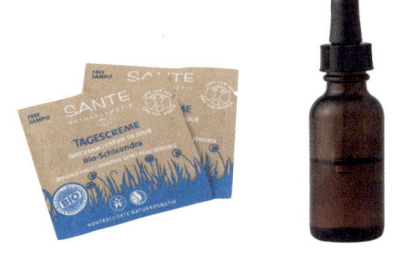

여러 번 세척한 메이크업 브러시&퍼프 메이크업 도구는 속옷처럼 늘 청결하게 관리해야 한다. 사용한 즉시 세척하는 것은 당연하며, 피부 트러블을 최소화하기 위한 가장 좋은 방법은 자주 교체하는 것.

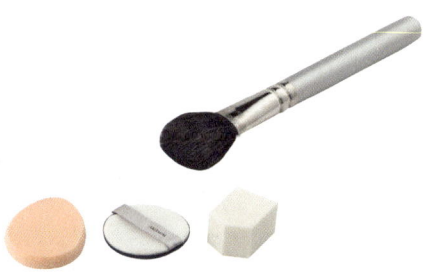

빼먹지 말자, 자외선 차단제
: 지겹지만 잔소리 좀 하겠습니다 1

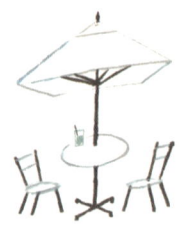

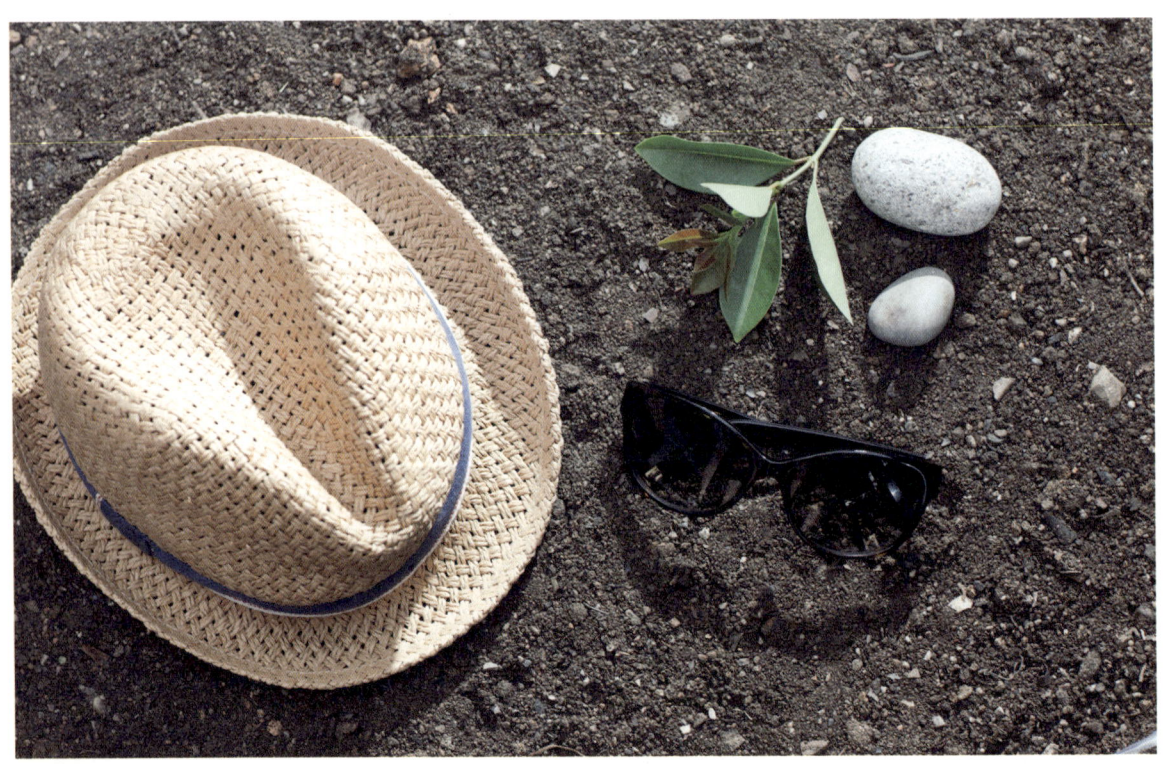

책이나 잡지를 진행하다 보면 피부 관련 전문가들을 자주 만난다. 그들을 인터뷰할 때마다 공통으로 던지는 질문 하나. "선생님께서 피부 관리에 가장 신경 쓰는 부분은 무엇인가요?" 그들이 주는 대답은 언제나 변함없이 거의 동일하다. "자외선 차단이죠."

방송에서 자주 볼 수 있고, 특별한 관리 없이도 엄청난 동안 피부를 자랑하는 40대의 피부과 의사 선생님과 미팅이 있어 병원을 찾았다. 진료실에 들어가자마자 눈에 띄는 것은 그녀의 옷걸이에 걸린 어마무시하게 넓은 챙모자. 패션을 해치든 말든, 햇빛에 나설 일이 있으면 무조건 넓은 챙모자와 선글라스는 필수 착용한다고 했다. 물론 자외선 차단제를 바르는 것은 당연하고! 여기에 더 깜짝 놀란 것은 그녀가 매일 아침 바르는 자외선 차단제의 양이 실로 어마어마하다는 것. 거의 새끼손가락 한 마디 정도의 양을 바르는데, 이 정도는 발라야 자외선 차단 효과를 제대로 볼 수 있다고 한다. 그동안 아무리 선크림을 열심히 발라도 슬그머니 피부에 자리 잡던 기미의 원인을 이제야 알게 된 것이다. 자외선은 창문을 통해서도 들어오기 때문에 실내에서도 피부에 영향을 미친다고 한다. 그래서 피부 노화에 예민한 사람들은 외출하지 않을 때에도 무조건 자외선 차단제를 바르기도 한다. 하지만 365일, 실내에서도 늘 자외선 차단제를 바르고 있으면 피부가 햇빛을 통해 얻는 영양소(특히 비타민 D)를 흡수하지 못한다. 비타민 D가 부족하면 피부 암을 유발할 수도 있다고 하니 실내의 약한 자외선 정도는 당당하게 맞이해도 좋겠다.

자외선 차단제는 크게 두 가지 종류로 나뉜다. 햇빛을 흡수하는 방법으로 자외선을 분해하는 화학적 자외선 차단제, 햇빛을 반사하는 방법으로 자외선을 차단하는 물리적 자외선 차단제. 우선 이 두 가지 자외선 차단제의 특징을 알아보자.

	물리적 자외선 차단제	화학적 자외선 차단제
성분	티타늄디옥사이드, 징크옥사이드	에틸헥실메톡시신나메이트, 옥틸메톡시신나메이트 에틸헥실살리실레이트, 호모살리에이트 등
적용	UVB(화상이나 햇빛 알레르기를 일으키는 원인) 차단 효과가 뛰어남	UVA(기미, 잡티를 일으키는 원인) 차단 효과가 뛰어남
자극성	자극이 적어 트러블, 민감성 피부에 추천	자극이 있어 예민한 피부는 피할 것
발림성	발림성이 좋지 않고, 백탁 현상이 있다	발림성이 좋고, 사용감이 산뜻하다
효과	바르는 즉시 차단 효과	바른 후 30분 후부터 차단 효과
클렌징	꼼꼼한 2차 세안 필수	물에도 잘 씻김
성분 표시	SPF(1=15분의 차단 효과를 뜻함)	PA(자외선 차단제를 바르지 않았을 때와 비교해 +: 2~4배, ++: 4~8배 +++: 8배 이상의 차단 효과를 뜻함)

이렇듯 두 종류 차단제의 특징이 각기 다르기 때문에 시판되는 자외선 차단제의 경우 두 가지 성분을 함께 포함하고 있는 것이 대부분. 하지만 피부가 예민하고 트러블이 많아 화학적 차단제 성분이 부담스럽다면 물리적 차단제 성분만 함유하고 있는 제품을 바른 뒤, 자외선 차단 효과가 있는 베이스 메이크업 제품을 사용하는 것도 방법.

평소 피부가 예민하지 않다면 굳이 물리적 차단제 성분만 함유된 선크림을 선택할 필요는 없다. 트러블이 두려워서 발림성이 나쁜 물리적 자외선 차단제를 구입해 놓고 잘 챙겨 바르지 않는 것보다는, 발랐을 때 가볍고 피부에 잘 밀착되는 선크림을 선택해 매일 잊지 않고 바르는 것이 훨씬 낫다.

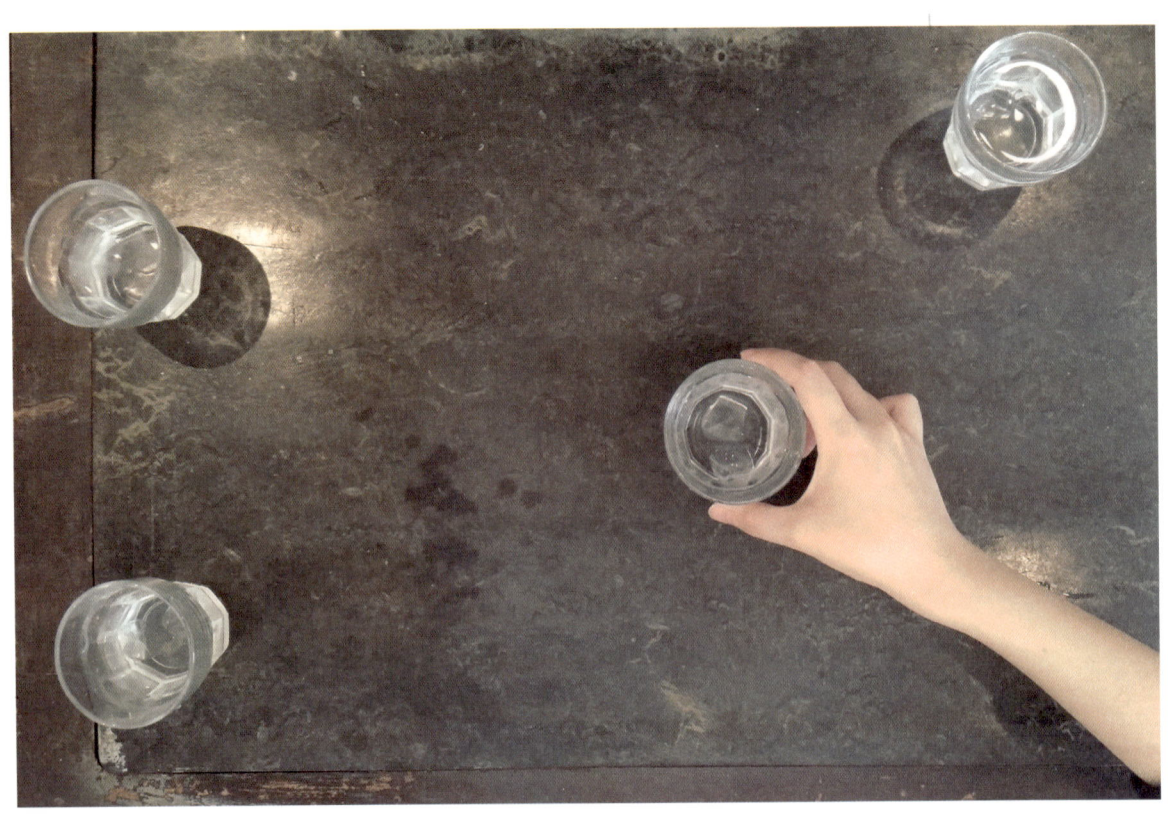

마시고, 바르고… 수분力
: 지겹지만 잔소리 좀 하겠습니다 2

- 부종이 줄어든다.
- 독소와 노폐물 배출이 원활해진다.
- 지방 분해 효과가 있다.
- 배고픔을 잡아준다.
- 식사 시 폭식을 막아준다.
- 피부 트러블이 개선된다.
- 피부 건조함이 완화된다.
- 피부 탄력 저하를 막을 수 있다.
- 변비가 해소된다.
- 혈액 순환이 원활해진다.

옆 페이지의 내용은 하루 8잔 내외의 물을 마실 경우, 우리 몸이 달라지는 현상을 표시한 예다. 이외에 수많은 장점들을 끊임없이 나열할 수 있을 정도로 물은 피부와 건강에 매우 중요하다. 원리는 하나, 물이 신진대사를 원활하게 해주기 때문이다.

몸속 노폐물은 각종 염증의 원인이 된다. 비염이나 기관지염, 장염, 위염뿐 아니라 피부 염증인 여드름이나 트러블 또한 노폐물이 배출되지 않아서 생기거나 악화되는 경우가 많다. 수분을 충분히 섭취하면 신진대사가 원활해지고 노폐물 배출이 잘 되니 염증도 줄고, 부종도 해소되고, 피부도 깨끗해지고, 건강해질 수밖에 없는 것.

하루 8~10잔의 물을 마시는 것이 가장 이상적이라고 하지만, 뭐든 과하면 독이 될 수 있다. 키나 몸무게가 적게 나가는 사람들은 6잔 내외로, 덩치가 큰 사람들은 10잔 내외로 섭취하는 것이 적당한 수준.

체질적으로 몸이 심하게 붓는 사람은 물을 많이 마시면 오히려 부종을 심화시키는 요인이 될 수 있으니 5잔 내외의 물을 천천히 마시도록 하자. 물 대신 채소나 과일 섭취로 수분을 공급하는 것도 좋은 방법. 너무 차갑거나 뜨거운 물보다는 미지근한 온도의 생수가 가장 좋으며, 천천히 음미하듯 우아하게 마시는 것이 이상적이다.

커피는 카페인이 있어 수분 배출을 촉진하기 때문에 커피 한 잔을 마시면 물 석 잔을 추가로 마셔야 한다는 무서운 이야기도 들린다. 하지만 하루 종일 커피만 달고 사는 게 아니라면, 카페인으로 수분이 부족해질 염려는 하지 않아도 된다. 단, 카페인이 함유된 차와 커피, 술, 초콜릿 등을 과도하게 섭취하지 않도록 신경 쓸 것.

에프북에서 처음 물 많이 마시기를 시작했을 무렵 하나밖에 없는 화장실을 차지하기 위한 눈치 싸움이 대단했었다. 거의 사회생활이 불가능할 정도로 화장실만 들락날락했을 정도. 하지만 다행히도 몸은 며칠 만에 적응을 하더라. 화장실 들락거리는 횟수도 점차 줄게 되었고, 맛도 없고 고역이기만 했던 물 마시기도 쉬워지니 우리도 곧 꿀피부를 가질 날이 머지않았다고 한껏 들떠 있는 중이다. 현재 진행 중인 우리의 물 마시기도, 이 책을 읽는 독자들의 수분 섭취도 모두 성공적이기를!

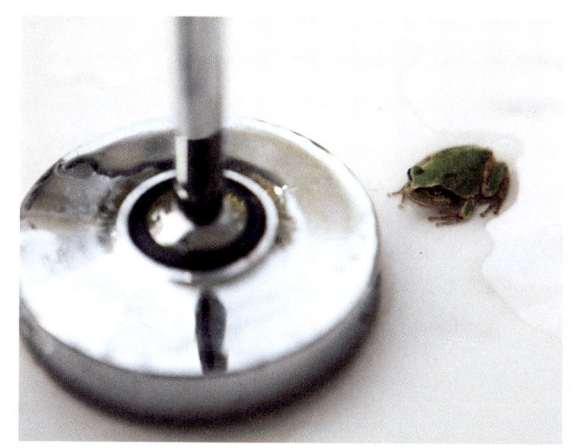

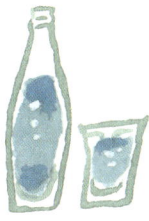

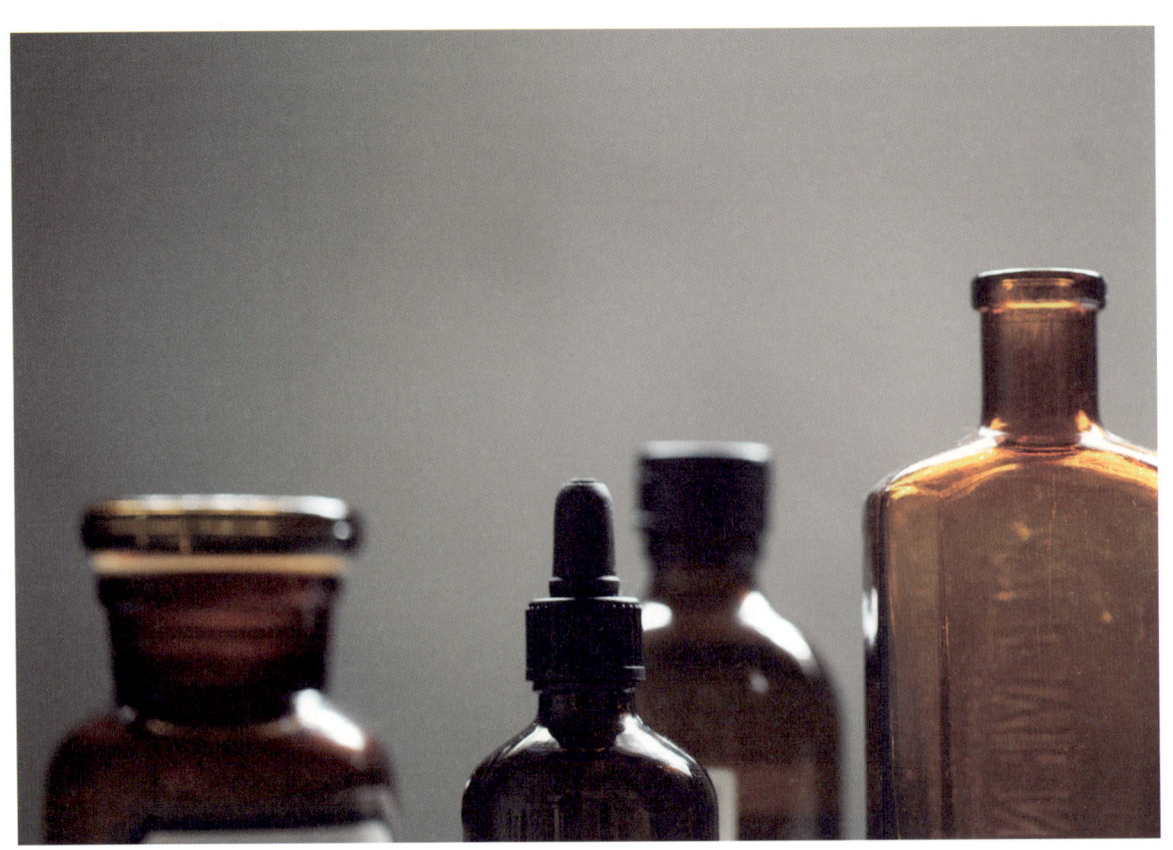

미친 존재감, 페이스 오일
: 어쩌면 토너와 오일 말고 다른 건 다 필요 없을지도!

『생활 미용』이라는 책을 기획하고 글을 쓸 정도로 달라진 에프북 여자들, 이젠 예전처럼 화장품을 마구 지르는 일은 거의 없다. 하지만 여전히 욕심내는 한 가지 아이템이 있으니 바로 오일이다. 페이스 오일에 각종 에센셜 오일까지… 그렇다! 우리들은 오일이라는 단어만 보면 아직도 지갑을 활짝 열어 보이며 기꺼이 호구가 되곤 한다.

회사에서 단체로 워크숍이나 MT를 가게 되면 서로의 오일 아이템을 구경하고, 냄새 맡고, 탐색하고, 발라보면서 몇 시간을 보내기도 하는데, 평소 '상남자' 같던 에프북 여자들이 유일하게 '뇨자' 같아 보이는 순간이 바로 이때다.

사실 에프북 에디터들의 화장대가 심플해질 수 있었던 가장 큰 이유도 오일에 있다. 제대로 된 오일 하나가 로션이나 에센스, 영양크림이나 아이크림 등 여러 화장품 역할을 대신 할 수 있다는 사실을 몸소 체험한 뒤 다른 화장품에 대한 관심을 끊고 오일에만 집중한 것. 전문가는 아니지만 많은 오일 화장품을 써봤고, 오일에 대한 애정이 남다른 우리의 이야기를 듣고, 이제 여러분도 심플한 화장대에 좋은 오일 하나 올려놓고 싶어지게 될지도 모른다. 돈 쓰고 싶게 하려던 것은 아니었는데 아마도 그렇게 될 것 같다. 우리는 그 정도로 오일을 정말 사랑한다.

페이스 오일, 어떻게 쓰는 건지 궁금하다고?

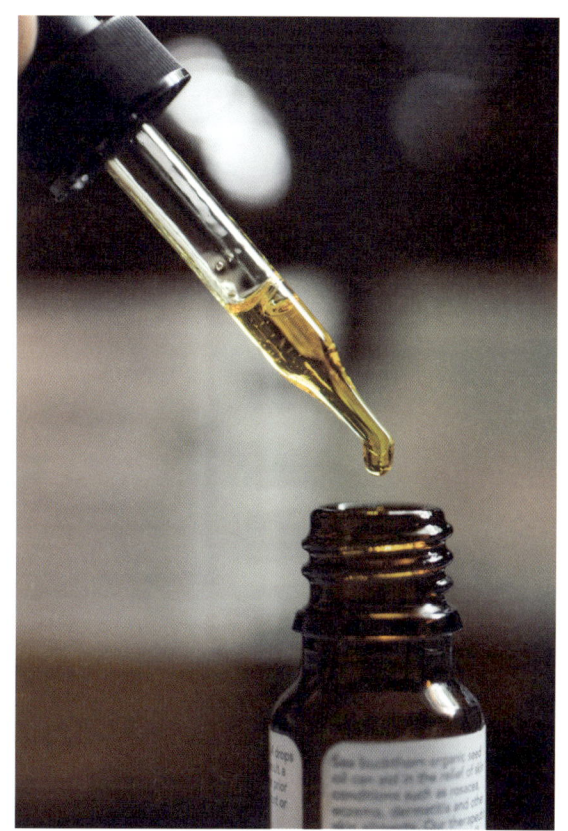

Q 오일이 피부에 좋은 이유가 뭔가요?
페이스 오일은 피부의 지질층과 매우 유사한 구조를 갖고 있거나 피부 친화성이 높은 천연 식물성 오일로 구성되어 있습니다. 그래서 오일의 영양 성분이 잘 흡수되고 밀착되지요. 즉, 천연 오일의 영양 성분과 허브의 아로마 테라피 기능 성분이 피부에 좋은 영향을 미치는 거랍니다. 오일 마사지가 좋은 이유도 여기에 있지요. 혈액 순환 개선과 림프 순환 효과에 영양감까지 더해지니 오일 마사지를 꾸준히 하면 얼굴이나 몸매가 예뻐지는 것은 당연한 일입니다.

Q 지성 피부도 오일을 사용할 수 있나요?
그럼요. 번들거리긴 하지만 속 땅김이 있는 수분 부족형 지성 피부의 경우, 산뜻한 수분젤이나 수분크림을 바른 뒤 오일을 한 방울 손바닥에 덜어 얼굴에 펴 발라주면 수분 증발을 막아 피부 밸런스를 잡아 주는 역할을 합니다. 하지만 평소 건조함을 느끼지 않는다면 굳이 오일 제품을 사용할 필요는 없지요. 과도한 유분은 트러블의 원인이 될 수 있으니까요.

Q 여드름 피부도 오일 사용 괜찮나요?
지성 피부와 비슷하네요. 트러블 피부는 대개 유분이 많은 대신, 수분이 부족한 경우가 일반적이거든요. 보습도 중요하지만 피부가 민감하기 때문에 오일 사용에 신중할 필요가 있습니다. 항균 효과가 있는 티트리나 유칼립투스 오일이 함유되어 있으면 좋고, 베이스 오일로는 피부 구조와 매우 흡사하다고 알려진 호호바 오일이 괜찮아요. 티트리 오일은 트러블 부위에 콕콕 찍어 발라도 좋고, 얼굴 전반에 트러블이 심하다면 스킨 과정에서 화장솜에 스킨을 듬뿍 묻힌 후 티트리 오일을 딱 한 방울만 떨어뜨려 피부 결을 따라 닦아주는 것도 도움이 됩니다. 피부가 여린 눈가와 입가는 꼭 피하시고요.

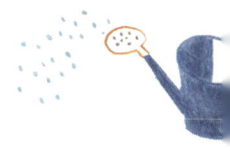

Q 스킨케어 어느 단계에서 오일을 발라야 할지 모르겠어요.
오일은 영양 공급 효과가 뛰어나지만, 역시 오일 고유의 능력이 가장 빛을 발하는 순간은 수분이 날아가지 않도록 잡아주는 역할을 할 때죠. 오일 사용 매뉴얼은 각각의 오일 브랜드에서 제안하는 방식대로 따르는 것이 가장 좋고요. 만약 천연 오일 등을 직접 블렌딩해서 사용한다면 토너와 세럼, 수분크림 등 본인의 원래 방식대로 기초 관리를 한 뒤 스킨케어 마지막 단계나 영양크림(또는 슬리핑팩) 전 단계에서 오일을 발라주세요. 오일 막이 촉촉한 피부를 오랫동안 유지해 줄 테니까요.

먹고 바르고 향에 취하라, 오일 즐기기
에프북 에디터들의 각종 오일 활용법 전격 공개!

먹고!

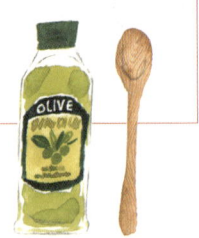

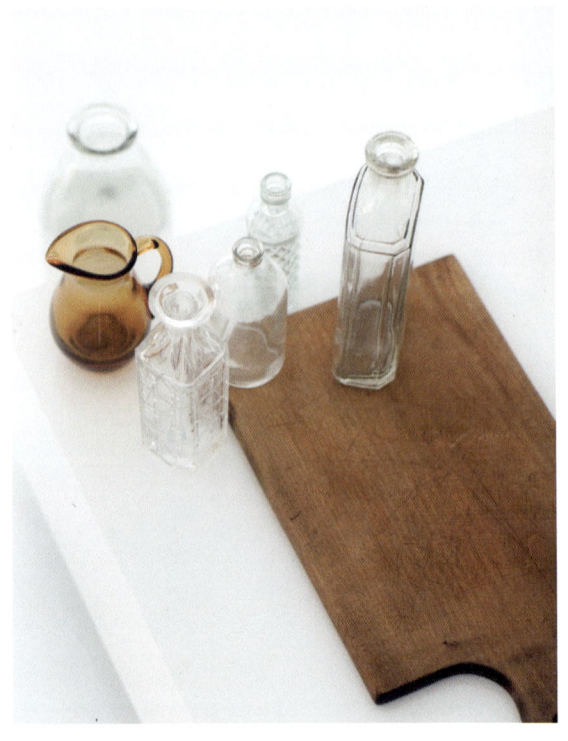

코코넛 오일 천연 항생제라 불릴 만큼 항바이러스, 항박테리아 효과가 뛰어나다. 꾸준히 섭취할 경우 다이어트 효과도 기대할 수 있어 많은 연예인들이 몸매나 건강을 관리하는 데 사용한다고 한다. 실온에서 고체 상태인 코코넛 오일을 하루에 3~4스푼 정도 떠먹어도 좋고, 요리할 때 식용유로 사용해도 좋다. 물론 피부에 발라도 좋다!

식용 아로마 오일 아로마 오일은 원래 피부에 바르거나 발향의 용도로 주로 사용해 왔다. 그런데 식용 아로마 오일이 있다는 소식에 에프북 편집부에서 구입해 섭취해 보았다. 물에 한 방울 떨어뜨려 먹고, 구취가 날 때 혀 밑에 한 방울, 양치질할 때 칫솔에 한 방울, 이런 식으로 사용해 보니 입안이 개운해지는 효과는 확실히 있었다. 꾸준히 섭취하면 디톡스 효과도 있다고 하는데, 해독 효과를 위해선 아무래도 생활 습관을 개선하는 것이 선행되어야 할 듯.

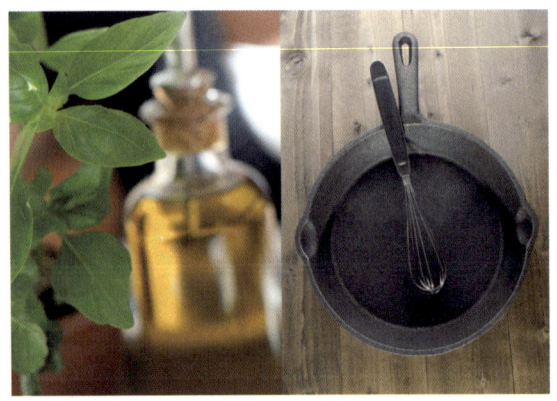

올리브 오일 비타민과 영양이 풍부해 피부에 보습과 탄력을 주고, 성인병을 예방하는 효과가 있다. 엑스트라 버진 올리브 오일을 매일 공복 상태에서 두 스푼씩 섭취하면 변비 고민도 해결! 비위가 약한 사람은 올리브 오일과 발사믹 식초를 섞어서 샐러드에 넣어 먹어도 좋다. 식물성 지방과 함께 섬유질과 비타민을 섭취할 수 있어 건강에 이만한 것이 없다.

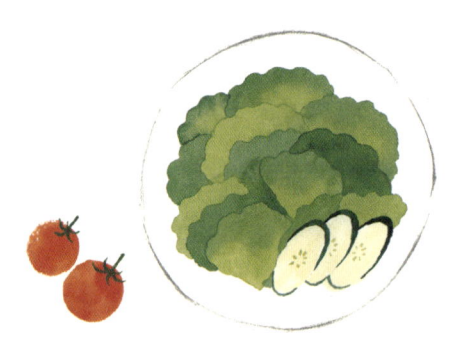

바르고!

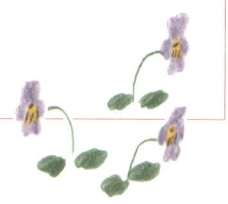
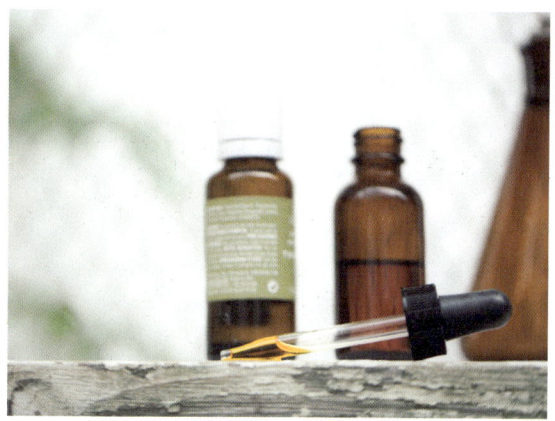

페이스 오일 가을 겨울, 페이스 오일 한 방울을 비비크림이나 파운데이션에 섞어 바르면 밀착력도 높아지고, 피부 땅김이나 각질 걱정도 덜 수 있다. 단, 지성 피부라면 과도하게 번들거릴 수 있으니 이 방법은 건성 피부만 사용하는 걸로.

호호바 오일(5㎖)+그레이프프루츠 에센셜 오일 5방울 다리 마사지 오일로 활용한다. 부종이 심한 다리에 충분히 바르고 아래에서 위로 10분 정도 마사지하면 다음 날 한결 가벼워진 다리에 기분까지 날아갈 듯할 것이다. 단, 그레이프프루츠 오일은 자외선에 반응하는 감광성 오일이므로 낮엔 사용하지 말 것(레몬, 베르가못, 라임, 오렌지 오일 등도 마찬가지).

호호바 오일 & 아르간 오일 & 식용 올리브 오일 건조한 머리카락 끝에 골고루 바르고 베개에 수건을 한 장 올린 뒤 누워 잠들 것. 머리카락이 드라마틱하게 부드러워지진 않지만 꾸준히 실천하면 머리카락에 확실히 윤기가 돌고 힘도 생긴다.

즐기고!

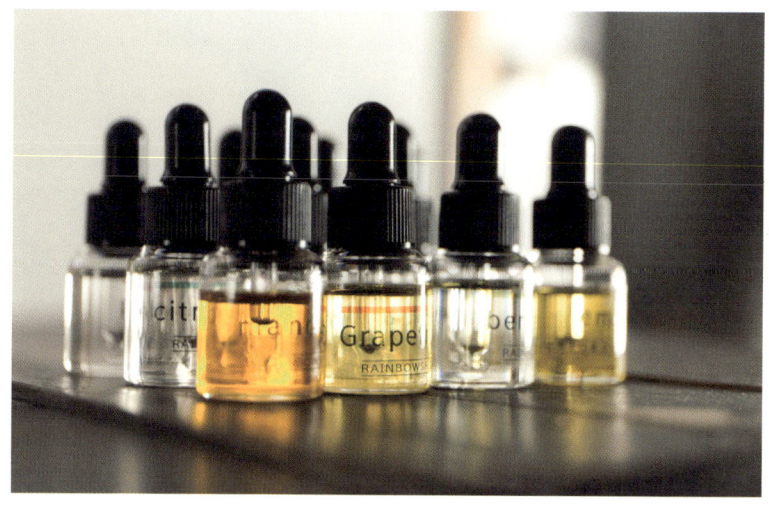

페퍼민트 오일 & 유칼립투스 오일 스트레스를 받아 머리로 열이 확 오를 때 호호바 오일 같은 캐리어 오일 소량에 페퍼민트 또는 유칼립투스 등 청량감을 주는 오일을 섞어 두피 마사지를 한다. 관자놀이를 꾹 꾹 눌러주면 두피는 시원해지고 스트레스도 한결 가라앉는다.

입욕용 오일 반신욕이나 족욕 시 에센셜 오일을 10~15방울 떨어뜨린다. 수증기를 통해 들이마시면 에센셜 오일의 아로마 테라피 효과를 제대로 볼 수 있다. 숙면을 취하고 싶을 땐 라벤더 오일, 부종이 심할 땐 제라늄 오일, 두통이 있을 땐 페퍼민트 오일을 추천!
디퓨저용 오일 방향을 위해 초간단 디퓨저를 만들어도 좋다. 소독용 에탄올과 좋아하는 향의 에센셜 오일을 9:1 또는 8:2로 혼합한 뒤, 랩으로 병의 입구를 막고 우드 스틱 3~4개를 꽂으면 집 안의 잡냄새를 잡아주는 디퓨저 완성.

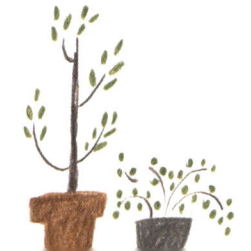

클린하게, 약산성 클렌저
: 사실 뽀드득한 세정력을 경계해야 하는 거다

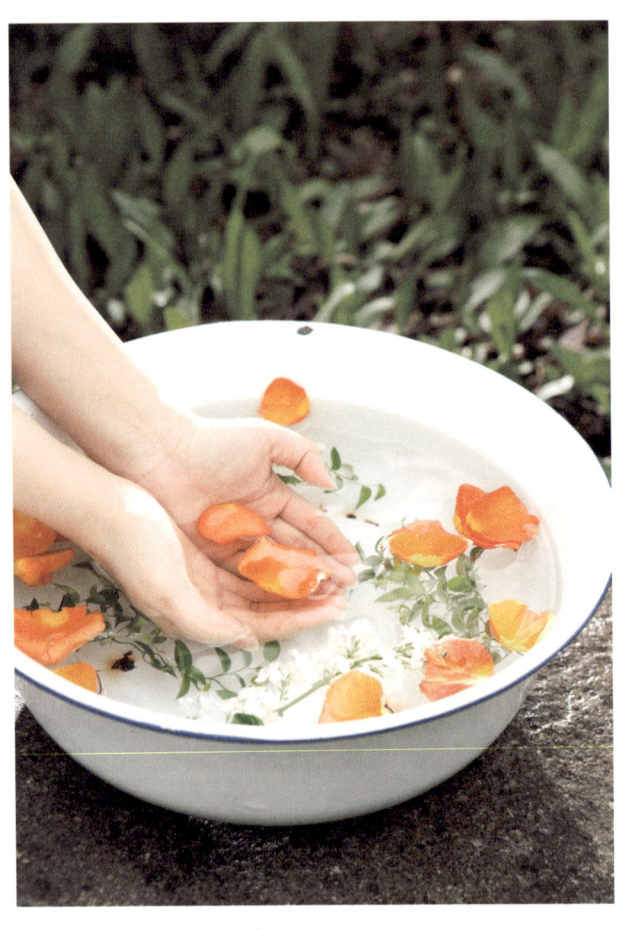

클렌저를 고를 때 가장 먼저 고려해야 할 것은 당연히 세정력이지만, 뽀드득한 사용감과 풍성한 거품은 한번쯤 경계할 필요가 있다. 이상적인 피부 컨디션을 위해 개운한 세정력과 멀어져야 하는 이유는 뭘까? 건강한 피부는 유분과 수분이 3:7의 비율로 밸런스를 맞추고 있으며 pH 4.4~5.5의 약산성 상태를 띠고 있어 박테리아 침투를 막고, 스스로 각질을 탈락시킨다. 피부의 pH 지수는 피지 및 땀샘에서 분비되는 젖산과 아미노산 등이 섞여 생성되는 산성 막에 의해 결정되는데, 건성 피부나 민감성 피부, 보호막이 깨진 트러블성 피부, 아토피성 피부는 알칼리성을 띤다. 클렌저의 풍성한 거품을 만드는 계면활성제는 pH 9의 강알칼리성. 건강한 피부라면 세안 후 클렌저로 인해 일시적으로 알칼리성을 띠었다가도 금세 정상 pH로 회복되지만, 민감성 피부나 건조한 피부라면 심하게 건조함을 느끼고 자극을 받을 수도 있다.

그래서 계면활성제가 적게 들어 있거나 아예 없는 숍 프리의 세안제를 사용하길 추천한다. 물론 세정력은 걱정하지 않아도 된다. 알칼리성 세안제의 세정력이 너무 강해 피부에 필요한 유분과 수분까지 다 씻어버린다면, 약산성 세안제는 피부에 필요한 적절한 유·수분은 남기고 노폐물과 메이크업 잔여물만 제거해 주니까. 만약 평소 메이크업을 진하게 하는 타입이라면 클렌징 로션이나 클렌징 오일 등으로 1차 세안을 해주자. 약산성 클렌저는 유분과 수분을 씻어내지 않기 때문에 세안 후에도 피부가 편안하고 촉촉하다. 건조함이 덜하니 화장품을 여러 단계 바르지 않아도 된다는 것이 약산성 클렌저의 가장 큰 장점이 아닐까?

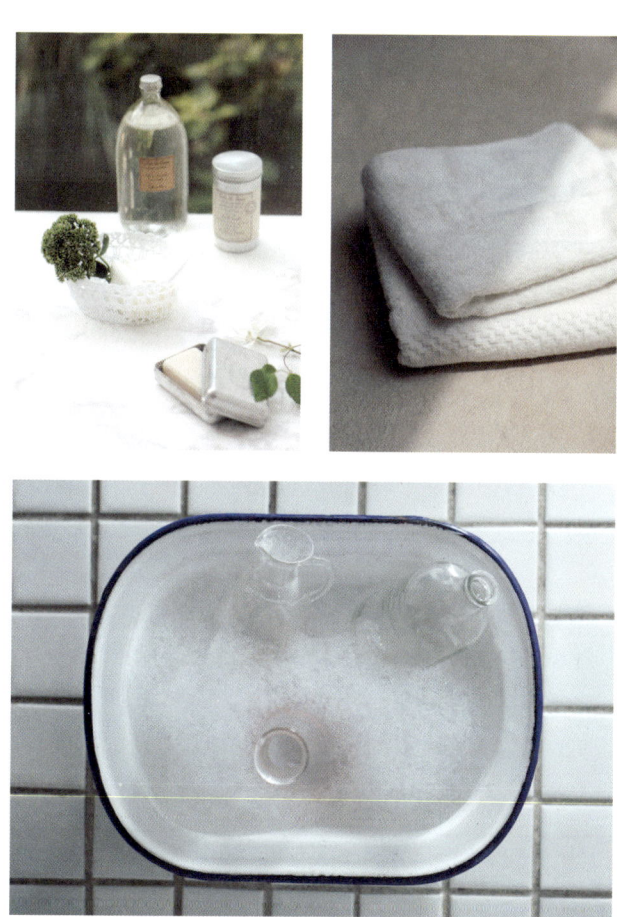

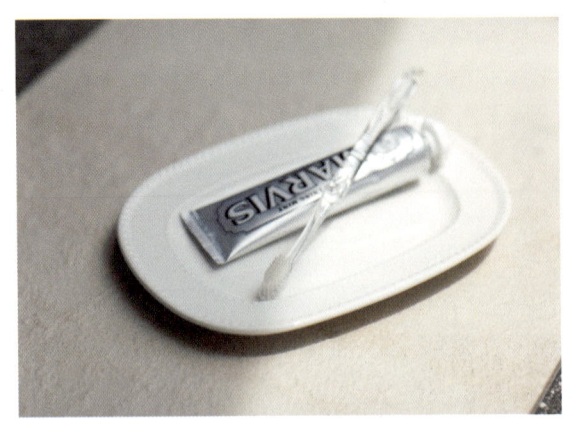

제대로 씻어라 1 : 양치질
: 요즘은 치약이 무섭다더라

하루 3~4번 입속 건강을 위해 치아 구석구석까지 열심히 닦는 데 사용하는 치약! 그런데 요즘 치약의 유해성이 이슈다. 내분비계를 교란시켜 남성의 미성숙, 여성의 성 조숙증을 유발하는 물질로 알려진 파라벤 성분이 시중에 판매되는 대부분의 치약에 함유되어 있다고 하기 때문이다. 손에 바르는 핸드크림이나 보디로션 하나도 가능하다면 오가닉으로 사용하고 싶은데, 심지어 입안을 닦는 것은 물론 본의 아니게 소량씩 목구멍으로 넘기기도 하는 치약이! 안전하지 않다니 어찌 충격이 아니겠는가.

전문가들은 언론을 통해 치약의 파라벤 성분이 워낙 소량이며, 양치질을 하고 씻어내기 때문에 오히려 화장품보다 인체 유해성이 적다고 말하지만, 그 말만 믿고 예전의 마음으로 돌아가기엔 치약에 대한 신뢰도가 너무 떨어졌다. 특히 지금 문제가 되고 있는 파라벤이나 트리클로산 성분은 적은 양이라도 어린아이에겐 큰 영향을 미칠 수 있기 때문에 어린 자녀를 둔 부모라면 더더욱 불안한 것이 사실. 덴마크의 경우 3세 미만의 어린이 용품엔 일부 파라벤 성분을 절대 사용하지 못하게 하며, 유럽 전역에서는 2015년 하반기부터 상대적으로 안전한 에틸 파라벤과 메틸 파라벤을 제외한 모든 파라벤류를 화장품이나 치약, 의약외품에 사용할 수 없게 된다. 우리나라에서도 파라벤이 위험하지 않다고 마냥 안심시키기보다는 근본적인 대책을 마련해야 할 듯싶다.

건강하게 양치질하고 싶다면?

치약의 잔여물을 남기지 말 것 파라벤의 위험성이 대두되면서 이제 파라벤이 들어 있지 않은 치약을 찾기가 훨씬 쉬워졌다. 무파라벤 치약을 제조하는 회사들이 자체적으로 홍보에 열심인 까닭이다. 하지만 무파라벤 치약이라고 해도 안심은 이르다. 치약은 비누나 샴푸, 폼 클렌저와 같이 세정을 목적으로 만들어진 제품이라는 사실에 주목할 것.

비누나 샴푸는 잔여물이 남지 않도록 여러 번 헹궈내는 데 비해, 치약은 칫솔질이 끝나면 오물오물 퉤퉤 몇 번으로 마무리하는 것이 보통이기 때문. 당연히 치약의 잔여물이 입안에 남을 수밖에 없다. 치약 성분이 입안에 남아 있으면 특유의 민트 향 때문에 잠시 개운하다고 느낄 수 있지만, 계면활성제 등의 성분이 입을 마르게 하여 입 냄새를 유발하고, 충치나 플라그 등의 원인이 되기도 한다.

구석구석 양치질하는 것보다 더 중요한 것은, 입안과 칫솔을 헹구고 난 뒤 물기 있는 칫솔로 다시 부드럽게 입안을 칫솔질하고 여러 번 가글해 입안에 치약의 향이 거의 남지 않도록 하는 것이다. 이렇게만 방법을 바꿔도 구강 건조나 구취가 해소되는 것을 느낄 수 있을 것이다.

치약에 물 묻히지 말 것 당신은 어떤 방법으로 양치질하는가? 만약 칫솔에 치약을 짠 뒤 물을 묻혀 양치질을 하고 있다면 이제는 방식을 바꿔야 할 것 같다. 치아 미백과 광택을 유지시켜주는 역할을 하는 연마제라는 성분 때문이다. 연마제는 물에 닿으면 희석되어 바로 물에 씻겨 내려가므로 치약에 기대할 수 있는 효과가 반감된다! 칫솔에 물을 아주 살짝 묻히고 그 다음 치약을 짜거나 물로 가글을 한번 한 뒤 물을 묻히지 않은 칫솔과 치약으로 양치를 하는 등 양치질 방식을 바꿔보자.

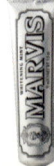

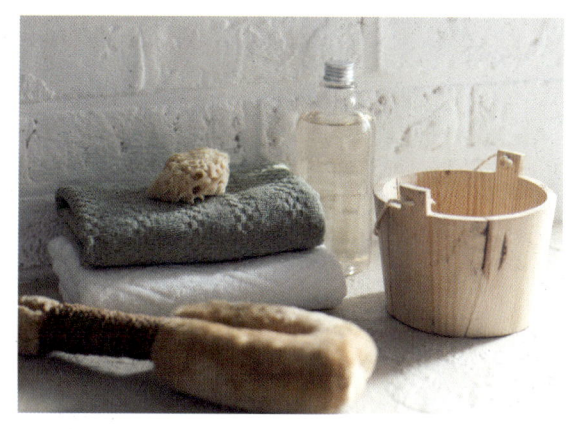

제대로 씻어라 2 : 샤워
: 보디 브러시 효과에 의존해도 좋은 이유

얼굴 클렌징과 보디 클렌징 방법이 특별히 다른 것은 아니다. 약산성 클렌저로 몸을 부드럽게 닦고, 너무 차갑거나 뜨겁지 않은 따뜻한 물로 헹군 뒤 피부 건조함에 맞춰 보습제를 선택해 바르면 된다. 그런데 보디 클렌징에 앞서 한 가지 과정만 추가하면 피부가 몰라보게 부드러워지고 달라진다. 비결은 바로 드라이 보디 브러싱!

간단하다. 샤워하기 전 욕실에 알몸으로 서서 보디 브러싱 전용 솔을 이용해 몸을 쓸어주면 된다. 심장을 향해 아래에서 위로 몸을 빗어준다는 느낌으로 쓸어주면 되는데, 피부가 부드러워질 뿐 아니라 혈액 순환과 림프 순환에도 도움을 주어 몸매 관리에도 효과적이다. 여자들의 워너비 몸매로 유명한 미란다 커도 드라이 보디 브러싱을 비결로 꼽을 정도이니 한번 믿고 따라해 봐도 좋을 듯!

보디 브러시가 하는 일들

독소 배출 우리 몸의 림프가 만나는 교점들은 체내 독소와 노폐물을 모으는 역할을 한다. 이렇게 모인 노폐물은 방광, 대장, 피부 등 노폐물이 빠져나갈 수 있는 기관으로 옮겨지는데 림프액의 순환이 원활하지 못하면 독소와 노폐물이 제때 배출되지 못한다. 몸을 브러싱하면 림프샘을 자극해 순환이 원활해지도록 유도하는 효과가 있다.

원활한 혈액 순환 하지정맥류, 하체 및 얼굴 부종, 무기력증, 피로감 등은 혈액 순환이 원활하지 못해 생기는 증상들. 몸을 쓸어주는 것만으로도 혈액 순환이 원활해져 몸이 따뜻해지고 피부가 맑아진다.

셀룰라이트 제거 혈액과 림프액의 순환이 원활하지 못하면 지방 세포 안에 독소가 쌓이고 조직이 경직되어 단단해진다. 셀룰라이트는 경직된 조직이 피부 층을 울퉁불퉁 밀어 올려 만들어지는 것. 보디 브러싱으로 림프와 혈액 순환이 원활해지면 셀룰라이트가 적어지는 것은 당연한 결과.

각질 제거 보디 브러싱을 하면 불필요한 각질과 모공을 막고 있던 노폐물이 떨어져 나간다. 또한 땀샘과 피지선을 자극해 피부에 활력을 주어 매끄러운 피부를 가질 수 있게 된다.

※주의 보디 브러시는 사용 후 잘 털어내고 바짝 건조시켜야 세균 증식을 막고 오래 쓸 수 있다. 보디 브러시는 천연 털과 나무로 만든 제품을 고를 것. 합성 섬유 브러시는 피부에 강한 자극을 줄 수 있으므로 삼가는 것이 좋다.

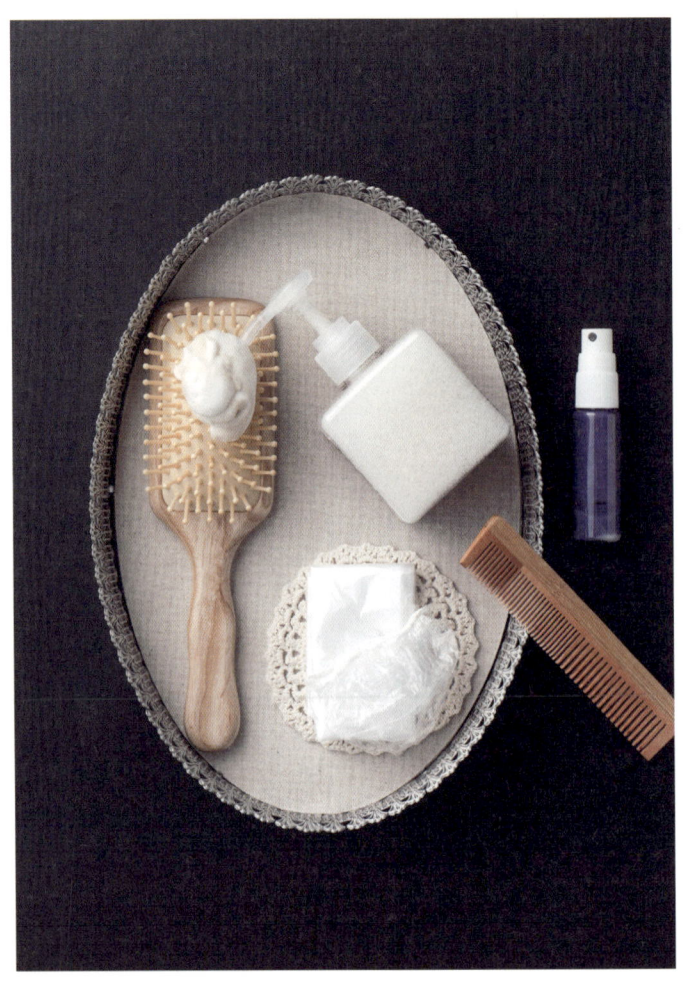

제대로 씻어라 3 : 머리 감기
: 샴푸 방법만 정확히 알아도 머리숱이 달라진다!

에프북은 여자들로만 구성된 집단이지만 특이하게도 구성원의 절반 이상이 탈모에 대한 고민을 갖고 있다. 병원을 찾을 정도로 심각한 수준은 아니지만 머리를 감을 때마다 손가락에 감기는 머리카락이 남들보다 많고, 가르마 쪽 두피가 유난히 반짝이며 도드라지는 것이 퍽 신경 쓰여서 부분 가발이나 머리에 뽕을 만들어주는 고데기 등의 아이템에 지대한 관심을 갖곤 한다.

에프북 에디터들처럼 후천적으로 머리숱이 적어졌다거나 스트레스나 유전 등의 문제도 없는데 머리를 감을 때마다 수챗구멍이 막힌다면 머리 감는 방법을 바꿔보길 권한다. 여성 탈모인을 대표하여 에프북의 탈모 에디터 3인방이 본인들의 머리카락을 사수한 방법을 알려드릴 테니 말이다.

에프북 에디터 3인의 탈모 예방 샴푸법

에디터 K "머리는 저녁에 감아요"
아침마다 드라이를 해야 하는 머리라서 늘 아침에 머리를 감았어요. 그런데 하루 종일 외부 활동을 하면서 달라붙은 먼지와 오염물이 밤 사이 두피를 막아 트러블과 탈모를 일으킬 수 있다는 말에, 번거롭긴 해도 저녁에 머리를 감기 시작했죠.
두피 위주로 꼼꼼하게 머리를 감은 뒤 너무 뜨겁지 않은 바람으로 천천히 머리를 말리고 잠들면 끝! 다음 날 아침엔 분무기로 물을 뿌려 드라이를 하거나 샴푸를 반 정도만 펌핑해 머리를 감는데 이 방법만으로도 머리카락 빠지는 개수가 현저히 줄었어요. 정말로!

에디터 P "샴푸 성분도 고려해 봐야죠"
긴 웨이브 머리를 가진 저는 샴푸의 향과 샴푸를 한 뒤 머리카락에 흐르는 윤기 등을 중요하게 생각했어요. 그런데 머리카락을 부드럽게 하는 샴푸에는, 머리카락에 윤기를 주지만 세정이 제대로 되지 않으면 두피 모공을 막아 탈모를 일으키는 실리콘 성분이 함유되어 있더라고요. 그래서 무실리콘 샴푸를 사용하기 시작했어요.
사용감은 확실히 뻣뻣해요. 그래서 처음엔 머리카락이 잘 엉키고, 그로 인해 머리카락이 빠지기도 했죠. 그런데 일주일 정도가 지나니 뻣뻣함도 사라지고 불편함 없이 사용하게 되더라고요. 이젠 머리카락에 영양을 주는 것은 트리트먼트나 에센스를 활용하고, 샴푸는 꼭 두피 건강에 도움이 되는 것을 쓴답니다.

에디터 C "머리 감을 때 지압과 브러싱을 해요"
두피 쪽으로 열이 몰리고, 혈액 순환이 잘 되지 않는 것이 제 탈모 원인이었지요. 그래서 저는 샴푸할 때 마사지를 꼼꼼하게 하기 시작했어요. 샴푸 전에 귀 뒤쪽과 목덜미를 지그시 눌러주고, 머리를 아래로 숙인 상태에서 실리콘 재질의 브러시를 이용해 머리 뒤쪽에서 앞쪽으로 머리칼을 쓸어줬지요.
샴푸를 그대로 두피에 바르지 않는 것도 중요 포인트! 샴푸를 반만 펌핑해 손을 비벼 충분히 거품을 낸 뒤 뒷머리에 바르고, 또 반을 펌핑해 손에서 거품을 낸 뒤 앞머리와 옆머리에 바르고 손가락을 사용해 두피를 살살 마사지하는 거예요. 이때 샴푸 브러시로 두피 구석구석을 브러싱하는 것도 효과적!
머리를 헹굴 때는 너무 뜨겁지 않은 물을 사용하고, 지성 두피라면 앞의 샴푸 과정을 두 번 거치면 좋아요. 스트레스를 받으면 두피가 붉어지고 머리에서 스팀이 나는 것 같은 기분이 드는 다혈질 탈모인들에게 특히 추천한답니다. 실리콘 재질의 샴푸 브러시는 화장품 가게, 대형 마트, 천원샵 등에서 저렴한 가격에 구입할 수 있어요!

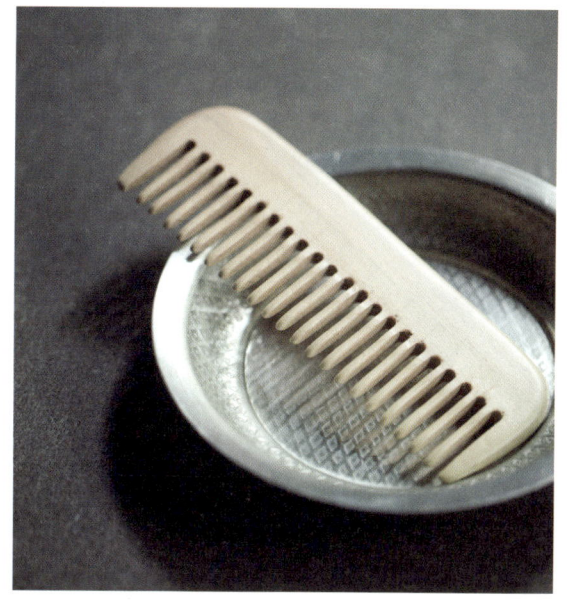

요즘 화제, 어성초 발모 팩 사용 후기

대한민국 탈모인에게 이슈가 되고 있다는 어성초 발모 팩! 에프북에서 직접 만들어 사용해 봤다. 제기동의 약재시장에서 구입한 어성초, 녹차, 자소엽을 2:1:1의 비율로 30도의 소주에 넣어 3개월을 발효시켰다(한약방에 가니 어성초 발모 팩을 누구나 쉽게 만들 수 있도록 패키지로 만들어 놓았더라). 3개월이 지나니 고동색의 농축액이 완성되었고 매일 밤 열심히 머리에 바르고 뿌렸다. 사용감은 생각보다 산뜻했고 시원한 느낌까지 들어 좋았다.
효과는? 4명 중 3명은 머리카락이 확실히 덜 빠진다고 했고, 남은 한 명은 효과를 보지 못했다고 했다. 에프북 에디터들은 75%의 높은 확률로 발모 팩의 효과를 보았지만 전문가들은 이 방법이 의학적 검증을 거치지 않았기에 위험할 수 있다는 의견을 보이고 있다. 만약 심각한 수준의 탈모를 겪고 있다면 이런 민간요법에 의지하기보다는 전문 병원을 찾는 것이 옳다고 생각한다. 탈모 예방 차원에서 시도해 보는 것은 좋지만 그 이상의 기대는 하지 말 것! 그것이 에프북 편집부의 결론이다!

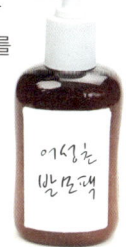

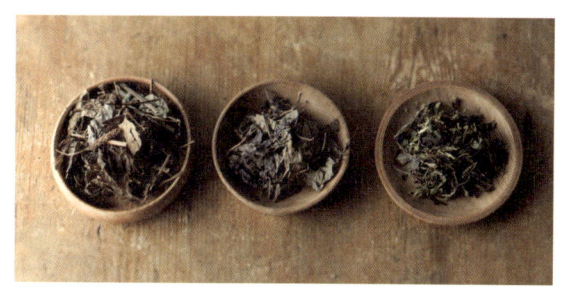

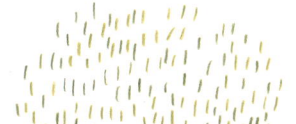

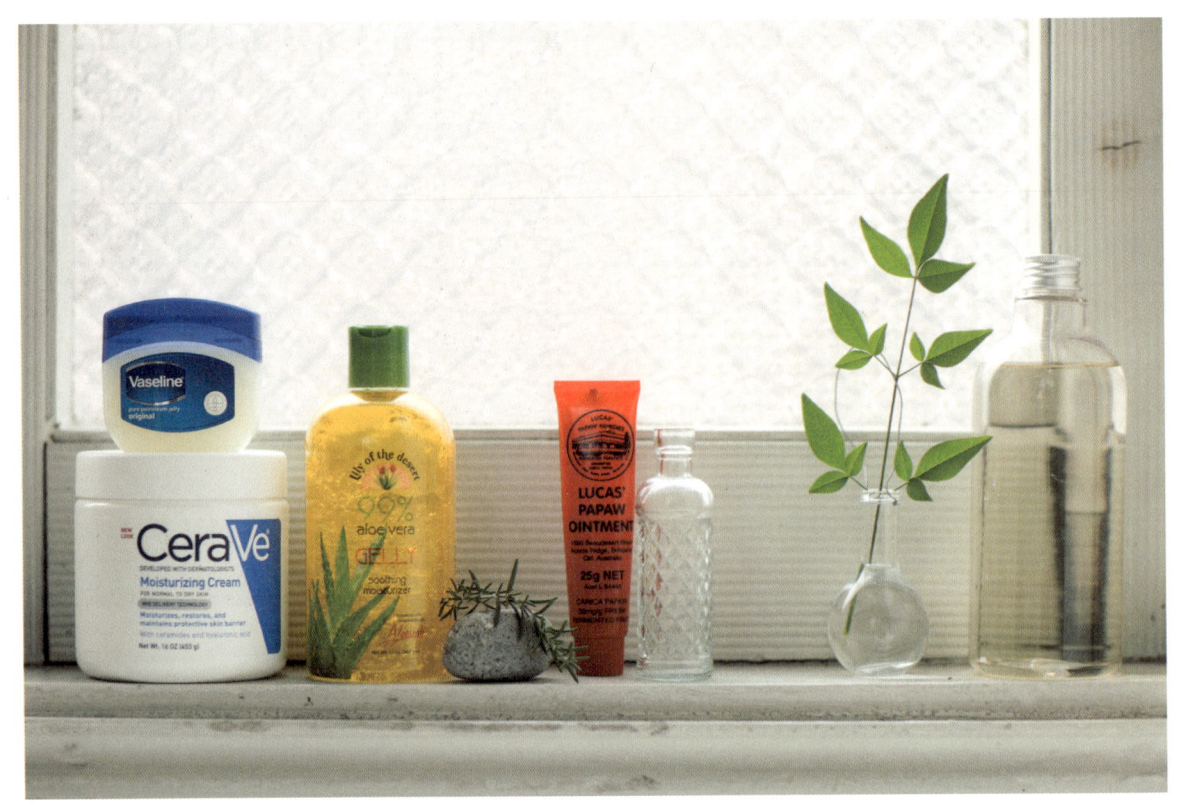

싸구려 화장품, 무시하지 말 것
: 싸다고, 효과마저 싸구려는 아니라는 사실!

대부분의 사람들이 오해하고 있는 것 중 하나가 비싼 화장품일수록 효과가 뛰어날 것이라고 믿는다는 것. 다시 말하면 저렴한 화장품을 싸구려 취급하며 무시하기 십상이다. 하지만 절대로 그렇지는 않다. 조금만 발품을 팔면 침이 마르도록 칭찬하면서 사랑에 빠질 수밖에 없는 아이템들과 만나게 될 거다. 귀띔해 볼까? 지금 당장 달려가서 사라고 권하고 싶은, 정말 실속 있는 아이템 몇 가지를 소개한다.

가격 대비 품질 짱짱한 피부 필수품

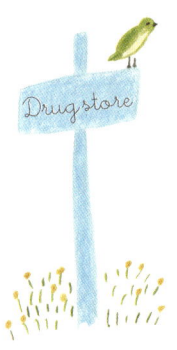

바셀린 무척 예민해서 트러블이 잘 생기는 피부를 제외하곤 바셀린을 두려워하지 말 것. 지혈, 상처 치료, 화상, 멍, 발진, 건선 등에 작용하는 것이 바셀린의 메인 기능이라면 립밤이나 보디 보습제로 사용되는 것은 서브 기능. 거기에 스페셜 기능도 있다는 것!
아이 메이크업을 할 때 마스카라나 아이라인이 번졌다면 바셀린을 면봉에 발라 닦아주자. 베이스 메이크업을 하는데 각질을 발견했을 경우 소량의 바셀린을 각질 부위에 바르면 한결 잠잠해진다. 손톱에 바르고 5분 뒤 큐티클을 정리하면 큐티클 제거도 쉬울 뿐 아니라, 손톱도 윤기가 자르르 흐른다. 피부가 많이 건조할 때는 마사지 크림으로 활용해도 좋다. 마사지한 뒤 세안하면 바로 피부 탄력이 생긴 것 같은 기분이 들 정도.
대용량 보습제 사진 속의 세라비(Cerave) 크림 또는 세타필 크림 등은 대용량에다 만원대의 가격, 인공 향 없음, 그리고 보습에만 충실한 것이 특징이다. 용량이 많기 때문에 얼굴에만 바를 경우 2~3년은 걸려야 다 쓸 정도. 스킨케어 마지막 단계에서 아낌없이 바르고, 샤워 후 푹푹 발라도 몇 달은 쓰고도 남는다. 가을 겨울 화장대에 '정말 보습 기능에만 충실한' 대용량 보습제 하나 올려놓으면 그 압도적인 무게감에 왠지 든든하다. 땅김 없이 촉촉함도 오래 지속되니 가격이 저렴해도 절로 신뢰하게 되는 아이템이다.
알로에 젤 오직 알로에만 담고 있는 알로에 젤. 각종 화장품 브랜드에서 1만원 이내로 판매하는 이 아이템을 입이 마르도록 칭찬하고 싶다. 알로에 젤을 손에 덜어낸 뒤 페이스 오일을 5방울 정도 떨어뜨려 손으로 섞어주면 불투명한 하얀 텍스처로 바뀌는데, 이걸 크림 전 단계나 크림 단계에서 사용하면 보습에 좋다. 화상을 입었거나 여드름이 난 부위에 알로에 젤을 두껍게 발라주면 진정 효과를 볼 수 있고, 알로에 젤을 바른 뒤 마스크 시트를 얼굴에 붙이면 피부가 무척 촉촉해진다. 단, 건성 피부인 경우 알로에 젤을 단독으로 사용하면 젤이 마르면서 피부가 땅길 수 있으니 수분크림이나 페이스 오일과 함께 사용하는 것이 좋다.
포포크림(일명 힐링 크림) 호주에서 유명한 포포크림. 비슷한 아이템으로 꿀 성분을 베이스로 한 이집션 매직크림과 엘리자베스아덴 에잇아워 프로텍션 크림이 있다. 이 아이템들 모두 가격이 그리 비싸지 않으며, 한번 구입하면 정말 오래 사용한다는 공통점이 있다. 되직한 질감과 풍부한 영양감을 자랑하는 이 아이들은 가을부터 다음 해 봄까지 매우 유용하게 쓸 수 있다. 저녁 스킨케어 마지막 단계에서 페이스 오일과 섞어 얼굴에 막을 씌워주면 다음 날 아침까지 윤기 흐르는 피부를 만날 수 있고, 다쳤거나 멍 들은 피부에 발라줘도 진정 효과가 뛰어나다. 벌레에 물렸을 때, 트러블이 났을 때, 피부가 가려울 때 등 어떤 상황에서도 빛을 발하는 아이템이다.
대용량 토너 토너는 많을수록, 저렴할수록, 별다른 기능이 없을수록 좋다. 대용량 토너와 화장솜만 있다면 피부 미인은 시간문제. 평소 토너를 바를 때는 화장솜이 촉촉하도록 충분히 적셔주고, 피부가 뜨겁거나 지쳤을 때, 트러블이 생겼을 경우엔 화장솜에 토너를 아끼지 말고 콸콸 부어 얼굴에 오이 마사지를 하듯 척척 얹어두면 피부 진정과 수분 공급에 최고! 알코올 프리, 물처럼 맑은 텍스처의 토너는 스프레이 타입 공병에 덜어 미스트 대용으로 사용해도 좋다.

저렴한 마스크 팩도 괜찮아
: 아니, 저렴할수록 더 좋아!

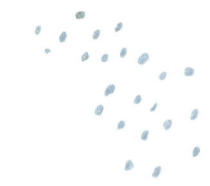

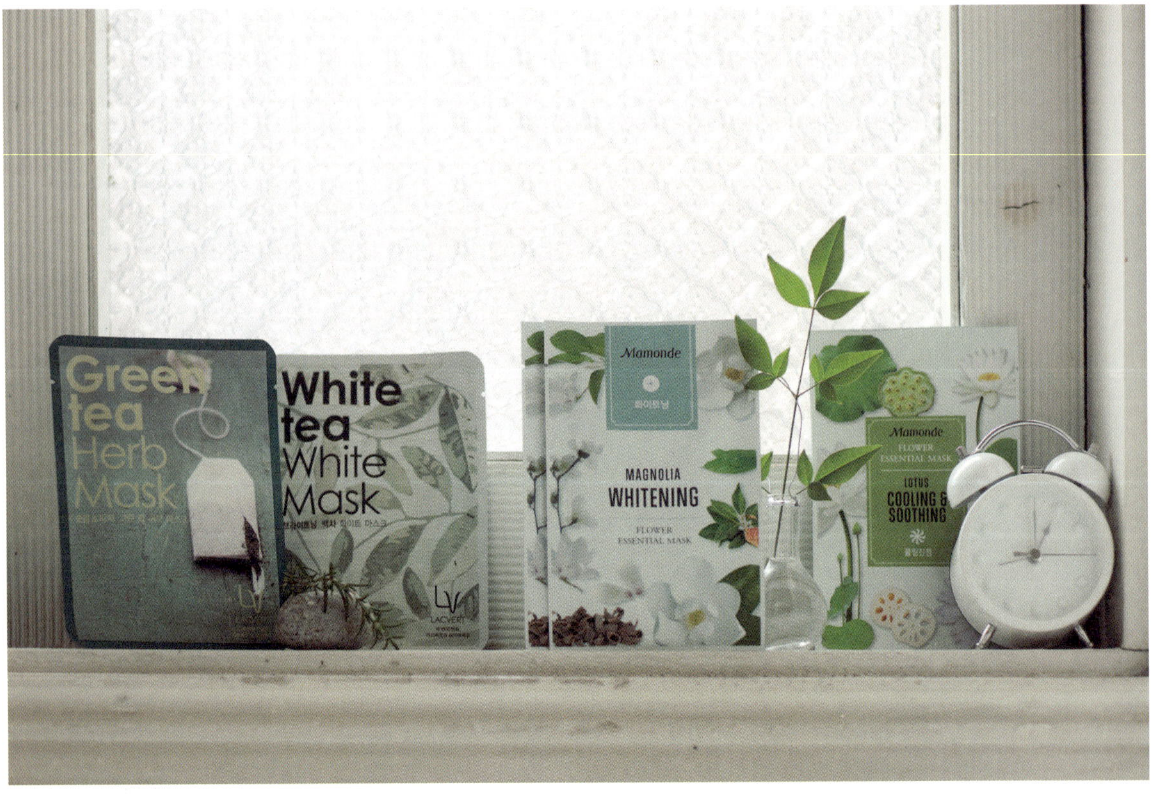

화장품은 쟁여두는 게 아니라고 누누이 말했지만 마스크 팩만은 10개 이상은 갖고 있어야 마음이 든든하고, 바닥을 보일 때쯤이면 초조해져서 다리를 떨게 된다. 그만큼 마스크 팩은 자주 사용하게 되며, 가격 대비 스킨케어 효과 또한 뛰어나다.

지금 피부 관련 아무런 고민도 없는, 건강하고 깨끗한 피부의 소유자라면 굳이 마스크 팩을 자주 사용할 필요는 없다(그런 사람이라면 이 책을 읽지도 않겠지…). 하지만 피부가 건조하거나, 반대로 유분이 너무 많거나, 트러블이 있고 안색이 어두운 등 대부분의 피부 고민에는 마스크 팩이 꽤 훌륭한 제안이 될 것이라고 확신한다.

드럭스토어, 화장품 숍, 홈쇼핑, 백화점에서 판매하는 마스크 팩 종류 중 절반 이상을 사용해 본 결과, 비쌀수록 밀착력이나 사용감이 좋기는 했지만 결국 재구매하게 되는 것은 1천~3천원 사이의 마스크 팩이었다. 중요한 약속이 있는 날 아침, 피부가 칙칙하거나 평소보다 컨디션이 좋지 않다면 미리 냉장 보관해 둔 마스크 팩을 얼굴에 올리고 20분 정도 누워서 좋아하는 노래를 들으며 힐링을 하자. 마스크 팩을 떼어냈을 때 일시적이긴 하지만 피부 톤이 한결 맑아진 것을 경험할 수 있다. 마스크 팩을 사용한 뒤 에센스를 흡수시키고 잠들어도 된다고 하지만 개인적으로 토너를 화장솜에 묻혀 마스크 팩 잔여물을 닦아주길 권한다. 지극히 주관적인 경험이긴 하지만 마스크 팩의 끈적이는 느낌이 썩 좋지 않았고, 트러블이 났던 경험도 있었기 때문(단, 비싼 마스크 팩을 할 때는 한 방울도 남김없이 피부에 흡수시킬 것).

마스크 팩 알고 사용하자

값비싼 제품들의 홍보 문구에 속지 말 것 마스크 팩 앞면에 쓰여 있는 미백이니 트러블 케어니 주름 개선이니 이런 홍보 문구들은 모두 무시해도 좋다. 에센스 한 병의 영양을 모두 담았다느니, 고농축 에센스가 피부에 침투된다느니 하는 멘트에도 현혹되지 말자. 진짜 고가의 마스크 팩이라면 모르겠지만, 일반적으로 마스크 팩에 우리가 기대할 수 있는 것은 오직 '보습' 하나다!

냉장 보관하고 생각날 때마다 사용할 것 차갑게 보관한 마스크 팩은 피부 표면에 빠르게 수분을 공급해서 피부 온도를 낮추고 예민해진 피부를 진정시킨다. 이것만으로도 피부가 좋은 컨디션을 유지할 수 있는 가장 중요한 조건은 갖추게 되는 셈이다. 왜냐하면 모든 피부 고민은 수분 부족에서 시작되기 때문. 피부가 건조하면 피부 속 콜라겐 합성이 원활하지 못해 탄력이 떨어지고, 자외선 등의 외부 요인에 의해 잡티가 생기기도 쉬워진다. 그러므로 마스크 팩으로 건조함만 잡아줘도 중간 이상의 피부 건강은 유지할 수 있다.

마스크 팩은 누운 자세에서 사용할 것 또 하나 강조하고 싶은 것은 마스크 팩을 할 때 누워서 하라는 것. 가벼운 시트이긴 하지만 얼굴 피부가 지탱하기엔 무리가 될 수 있다. 마스크 팩을 하고 앉아 있거나 돌아다니면 피부가 처질 수 있으니 웬만하면 팩은 제일 편안한 자세로 누워서 즐길 것!

세안을 한 뒤 아무것도 바르지 않는 것… 상상도 할 수 없었다. 누군가 얼굴을 잡아당기는 듯한 피부 건조와 각질 걱정 때문에 감히 엄두도 내지 못했다. 하지만 화장품 개수를 줄여가면서, 복잡한 기능성 화장품에서 단순 보습 기능에 충실한 제품으로 화장대를 바꿔가면서 든 생각은 '이렇게 화장품을 줄여가다 보면 결국엔 아무것도 바르지 않아도 피부가 편안한 때가 올 것 같다'는 거였다.

에프북 에디터들은 여러 번 단식을 시도했었다. 다이어트, 해독… 등 식습관을 고치기 위해서였다. 그중 대부분은 실패로 돌아갔지만 가끔 일주일 이상의 단식에 성공한 케이스도 있었다. 성공 비결은 단순했다. 3일까지는 죽기 살기로, 허벅지를 찌르는 고통으로 이 악물고 참으면 그 이후론 거짓말처럼 밥 생각이 나지 않고, 허기도 느껴지지 않았다고 한다.

피부에 휴일을 선물하는 것도 단식과 마찬가지. 처음엔 일주일 정도의 기간을 잡고 시작하는 것이 좋다. 화장품 단식 효과가 하루 만에 나타나는 경우도 있지만 대부분 며칠의 적응 기간을 거쳐야 피부가 편안해지기 때문이다.

피부 휴일 전날 밤. 세안 후 토너로 피부 톤을 정돈한 뒤 가벼운 세럼이나 오일 프리 타입의 크림만 살짝 바르고 잠들자. 그리고 다음 날 아침, 물로만 세안하며 피부 휴식의 날을 선포하는 것이다. 세안 뒤 타월로 물기를 살짝 제거하고 남은 수분은 톡톡 두드려 마무리하면 스킨케어 끝. 다만 평소보다 물을 많이 마셔 피부가 심하게 건조해지지 않도록 신경 써 주자. 세안은 아침저녁으로 두 번, 미지근한 온도의 물을 30회 정도 끼얹어주는 방식으로 할 것.

처음엔 피부가 심하게 땅기고 불편할 것이다. 하지만 빠르면 반나절 안에, 길어도 하루나 이틀 안에 땅기는 피부에서 보송보송한 피부로 변하는 것을 느낄 수 있다. 피지로 인해 얼굴이 심하게 번들거리는 지성 피부라면 저녁 세안 후 화장솜에 생수를 묻혀 피부 결대로 닦아주어 과한 유분감만 살짝 잡아주자.

하루든 일주일이든 목표한 피부 휴일 기간이 끝났다 해도 바로 기존의 스킨케어 방법으로 돌아가기보다는 최소의 화장품만 사용하는 스킨케어 방법에 익숙해지는 것도 좋겠다. 화장품에 익숙해져 자생력을 잃어버린 피부는 외부의 작은 자극에도 쉽게 무너지며, 회복력도 더딜 수밖에 없지만 화장품의 힘을 빌리지 않고도 밸런스를 조절할 줄 아는 건강한 피부는 오래도록 피부 장벽을 스스로 지켜낼 수 있으니까.

오늘은 피부 休日

.. 어떤 날 가끔은 아무것도 바르지 않기

피부에 휴식을 줄 때 지켜야 할 것

깨끗한 물 많이 마시기
과일과 채소 듬뿍 섭취하기
흡연이나 음주 피하기
견디기 힘들 정도로 피부가 불편할 땐 과감하게 그만두기

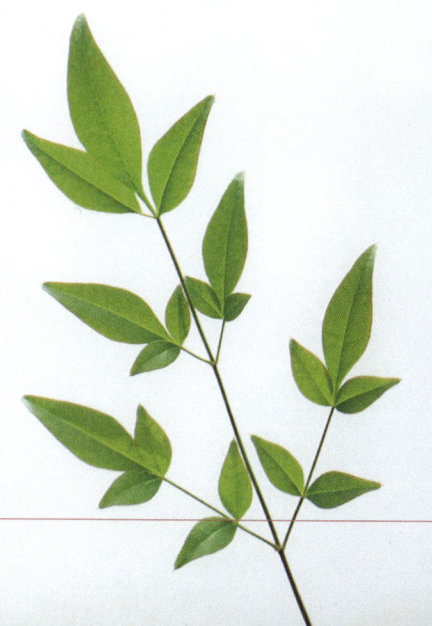

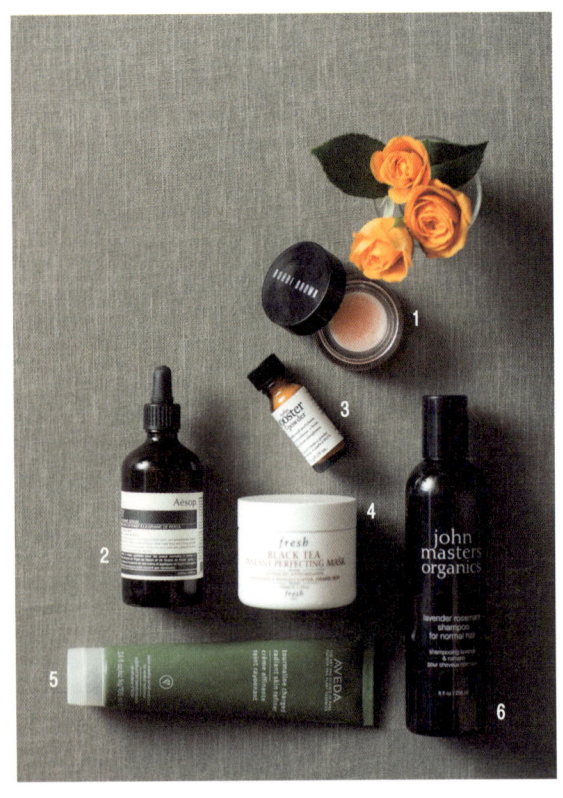

1 바비브라운 Bobby Brown 엑스트라 수딩 밤 건강한 피부 표현에 대한 철학을 가진 바비 브라운 여사의 추천 아이템인 만큼 훌륭한 보습력뿐 아니라 윤광 피부 연출에도 효과적. 밤 타입이라 사용하기 불편하다는 의견이 있지만 스페출러로 살살 긁어 손바닥에 덜어 양손으로 비벼 녹인 뒤 스킨케어 마지막 단계나 메이크업 마지막 단계에서 이마와 볼, 턱을 중심으로 가볍게 눌러주면 편안한 피부 컨디션을 오래 유지할 수 있다. 바비브라운의 페이스 오일이나 클렌징 오일도 추천하고 싶은 아이템 중 하나.

2 이솝 Aesop 파슬리 씨드 라인 일단 신뢰감을 주는 감각적인 비주얼로 에프북 에디터들의 마음을 1차로 빼앗은 뒤 아로마 향으로 통장을 텅텅 비게 만든 주인공. 병 모양이 하도 예뻐서 요즘은 허세 사진의 필수 아이템으로 자리 잡은 이솝은 호주의 멜버른에서 설립된 브랜드. 브랜드 정신도 마음에 들고, 예쁜 병에 담긴 내용물도 피부가 썩 좋아하더라. 항산화 기능의 파슬리 씨드 라인이 베스트셀러인데, 세럼의 첫 사용감은 좀 끈적이지만 금세 스며들고, 토너는 처음부터 끝까지 아주 훌륭! 다른 건 몰라도 일단 기분 좋은 허브 향 때문에 당분간 에프북의 파슬리 씨드 라인 사랑은 계속될 예정.

3 필로소피 Philosophy 스킨케어 아이템 미국 뷰티 전문가가 만든 브랜드. 처음엔 전문가들을 위한 화장품만 생산하다가 전문가와 일반 여성 모두가 함께 사용할 수 있는 제품을 선보인 것이 필로소피의 시작. 순하고 자극 없는 퓨리티 클렌저, 보습에 충실한 호프인어자 수분크림 등 베이직 스킨케어 아이템부터 안티에이징 기능성의 미라클 워커 라인 등 거의 모든 스킨케어 아이템에 만족도가 아주 높다. 몇 년 전까지만 해도 해외 직구로 구매했었는데 이제는 백화점에서 쉽게 살 수 있어서 행복할 정도.

4 프레시 Fresh 블랙티 인스턴트 퍼펙팅 마스크 설탕, 우유, 콩, 쌀 등에서 추출한 천연 성분으로 피부를 치유한다는 콘셉트를 표방한 프레시. 대부분의 제품에 만족하며 사용했는데 특히 블랙티 마스크는 중독성 있는 사용감이 매력적이다. 되직하고 몽글몽글한 질감의 제품을 얼굴에 얇게 바르면 화끈한 느낌과 함께 얼굴이 조여드는 듯한 기분이 든다. 일주일에 3~4번 사용하면 스트레스 등으로 피곤에 찌들고 늘어져 보이던 피부가 한결 생기 있어 보이는 효과가 있다.

5 아베다 Aveda 헤어&보디 아이템 요즘은 해외 직구로 오가닉 브랜드의 헤어 제품을 저렴하게 구매해 사용하고 있지만 해외 출장이 있을 때마다 면세점에서 자연스레 구매하게 되는 것이 바로 아베다의 대용량 샴푸. 아베다라는 브랜드의 내추럴한 콘셉트 때문에 많은 사람들이 착각하고 있는데 사실 아베다는 오가닉 천연 성분만을 사용하는 브랜드가 아니다(그렇다고 나쁜 성분을 사용하는 것도 아니다). 하지만 확실한 건 아베다의 헤어&보디 제품으로 샤워를 하면 기분이 최고라는 것! 그래서 우린 아베다를 좋아한다.

6 존 마스터스 오가닉 John Masters Organics 헤어&보디 아이템 유기농 식물을 비롯한 천연 성분을 사용하고 방부제나 실리콘, 계면활성제 또한 천연 성분으로 대체한, 진짜 좋은 성분을 자랑하는 브랜드. 샴푸나 보디 제품이 주류인데, 페이스 오일이나 세럼, 클렌저 같은 스킨케어 제품도 효과가 매우 좋다. 심플한 제품 패키지도 마음에 쏙 들고.

그래도, 화장품을 포기할 순 없으니까 1
: 면세점&백화점에 갈 때 사두면 좋은 제품

참새 방앗간처럼 들락날락하다가 득템한 아이템을 소개한다. 로드 숍이나 드럭스토어는 세일을 자주 하니 급한 제품이 아니라면 세일을 기다렸다가 진정한 득템을 하기를 권한다.

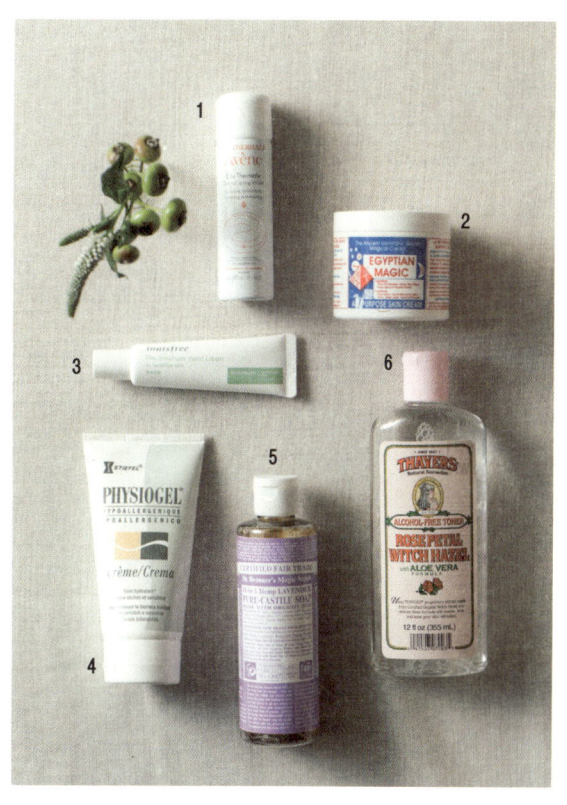

1 아벤느 Avene 오떼르말 미스트 프랑스의 온천수를 사용한 화장품을 제조하는 아벤느. 역시 베스트셀러는 100% 온천수만을 함유한 미스트. 이런 온천수만 담은 미스트의 경우 휴대하며 뿌리는 것은 비추천! 보습을 돕는 글리세린이나 오일 등이 전혀 없기 때문에 수분이 증발되며 피부를 더 건조하게 만들 수 있기 때문. 하지만 세안 후 또는 피부가 민감할 때, 자외선 등의 외부 자극을 받았을 때 뿌려주면 쿨링과 진정 효과를 기대할 수 있다. 아벤느와 비슷한 콘셉트의 브랜드 중 '비쉬'나 '라로슈포제' 등에서도 온천수 미스트가 나오는데 아벤느를 추천하는 이유는 세일을 자주 하기 때문.

2 이집션 매직 Egyptian Magic 크림 오프라 윈프리가 선택한 보습제로 유명해진 이집션 매직 크림. 화학 성분과 물이 전혀 들어가지 않았고, 꿀이 주성분이라 밤 타입의 묵직한 텍스처가 특징. 스페출러로 소량을 덜어내 얼굴과 목, 무릎, 팔꿈치, 머리카락 등 보습이 필요한 부위에 바르면 다음 날 피부 건조가 잠잠해진 것을 느낄 수 있다. 텍스처의 밀도가 높고 영양감이 많기 때문에 여름철엔 삼가는 좋을 듯. 나이트 케어용으로 사용하는 것이 가장 적절하다.

3 이니스프리 Inisfree 더 미니멈 모이스트 크림 민감한 피부에도 사용 가능한, 피부에 나쁜 성분을 최소화한, 심플한 성분의 수분크림. 짜서 쓰는 튜브 타입이라 위생적이라는 것이 마음에 들었고, 방부제가 없어 유통 기한이 짧다는 것도 장점. 알 수 없는 이유로 피부가 뒤집어졌을 때 급하게 구입해 사용했는데 드라마틱한 효과는 없었지만 그래도 더 이상 트러블을 일으키지 않아서 고마웠다.

4 피지오겔 Phisiogel 수분크림 예전엔 아토피 아이들을 위해 병원에서 처방해 주던 브랜드 피지오겔. 보습만 제대로 해도 피부 컨디션이 눈에 띄게 달라진다는 견해와 잘 맞는 브랜드인 만큼 다른 기능 없이 오로지 보습에만 충실한 것이 피지오겔의 특징. 토너 후 피지오겔 크림 하나만 발라도 마음이 든든하다.

5 닥터브로너스 Dr. Broner's 매직 솝 리퀴드 솝의 유행을 연 브랜드, 닥터브로너스. 매직 솝은 각종 유기농 인증을 받은 멀티 클렌저로 세안, 보디샤워, 샴푸, 양치질 등 모든 클렌징에 사용 가능하다. 하지만 웬만하면 세안과 샤워 용도로만 사용하길. 치약 대용으로 사용하면 어쩐지 식욕이 매우 떨어진다. 바비 브라운 여사도 사용하는 클렌저로 유명하다. 세정력도 좋고, 씻은 뒤 개운하면서도 피부가 심하게 땅기지 않아서 마음에 든다.

6 세이어스 Thayers 토너 시원시원한 용량이 마음에 쏙 드는 토너. 피부 진정, 모공 수렴에 효과가 있는 위치하젤 성분을 함유하고 있다. 보습력이 있다거나 기능성 효과가 있는 것은 아니지만 토너의 제 기능을 똑바로, 제대로 하고 있기 때문에 만족도가 높은 제품이다. 화장솜에 듬뿍 묻혀 바르면 피부가 아주 개운해진다.

그래도, 화장품을 포기할 순 없으니까 2
: 로드숍&드럭스토어에 갈 때 관심 가져야 할 제품

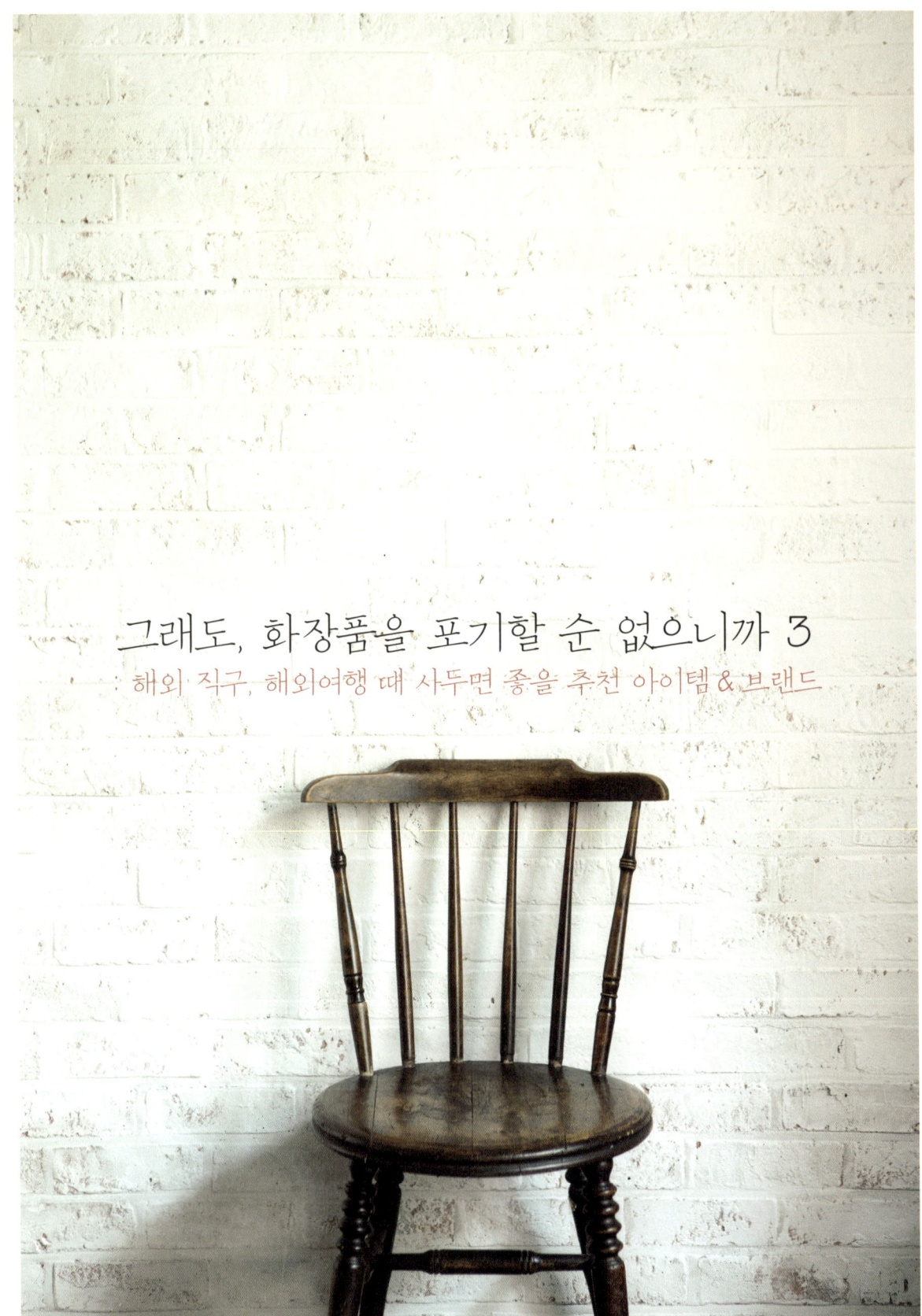

그래도, 화장품을 포기할 순 없으니까 3
: 해외 직구, 해외여행 때 사두면 좋을 추천 아이템 & 브랜드

1 마비스 Marvis 치약 치약계의 샤넬로 불리는 이탈리아 명품 치약. 피렌체에서 전통 방식을 고수하며 만드는 마비스 치약은 패키지에 한 번 반하고, 부드러운 사용감과 풍부한 향에 두 번 반한다. 치약 고유의 세정력이 뛰어나면서, 입안을 자극하는 성분이 없어 양치질 후 오래 기분이 좋다. 우리나라에서 구매 대행으로 구입하면 거의 직구 가격의 3배. 여행 갈 때 많이 사오던가, 직구를 하는 것이 경제적!

2 루카스 포포 Lucas Papaw 연고 호주의 호랑이 연고 정도로 생각하면 될 듯한 포포 연고(혹은 크림). 파파야나무로 만든 100% 천연 연고로 유해 성분이 전혀 없기 때문에 아기부터 민감성 피부의 어른들까지 누구나 사용할 수 있다. 화상, 상처, 건조한 피부, 벌레 물린 데, 트러블 등 모든 피부 고민에 발라도 좋다. 피부 보호 및 항균, 감염을 막아주는 효과가 뛰어나기 때문이다. 무척 되직하고 끈끈한 텍스처로 가을 겨울철 사용하기 제격이다.

3 시부 뷰티 sibu beauty 씨벅톤 오일 화장품과 건강식품 직구 사이트인 아이허브(www.iherb.com). 6년 전 발을 들여놓은 뒤 전 재산을 탕진했다가 지금은 정말 필요한 제품만 가끔 구입하고 있다. 이곳에서 정기적으로 구입하는 몇 가지 아이템 중 하나인 씨벅톤 오일! 비타민 성분이 풍부한 씨벅톤 씨에서 추출한 오일인데, 10병 넘게 구입해 사용해 본 결과 피부 톤이 일정해지고, 트러블이나 자외선으로 인한 색소 침착을 완화시켜준다. 이외에 피부 결을 정돈시켜주는 효과도 있다. 지푸라기 냄새, 얼굴을 오렌지색으로 만들어주는 진한 컬러를 감수할 수 있다면 추천!

4 부츠 boots No.7 라인 영국의 유명 드럭스토어 브랜드 부츠. 각종 뷰티 브랜드의 제품을 판매하는 숍이자, 화장품 브랜드이기도 하다. No.7 라인의 안티에이징 제품들이 현지인과 관광객들 모두에게 인기 만점. 그중에서도 Protect&Perfect Beauty Serum이 가장 호응도가 높은데, 주름 개선 효과가 뛰어나다는 실험 결과 때문. 영국 브랜드지만 미국 직구를 통해 구입해도 저렴하다.

5 릴리 오브 데저트 Lily of the desert 알로에베라겔 USDA 유기농 인증을 받은 알로에베라를 99% 함유한 모이스처라이저. 붉게 달아오른 피부, 염증과 트러블이 생긴 피부에 차갑게 보관한 이 제품을 바르면 피부가 빠르게 진정된다. 가격 또한 만원 이내로 저렴하고.

6 세라비 Cerave 모이스처라이징 크림 얼마 전부터 우리나라에도 공식 수입되고 있는 세라비. 예전에 직구라는 번거로운 방법으로도 이 크림을 사용했던 까닭은 순하고 보습에 충실한 베이식 제품이기 때문. 미국의 피부 전문가들이 개발한 스킨케어 브랜드라 믿음직스럽기도 하고! 미국에선 훨씬 저렴하니 혹시 여행 계획이 있다면 현지에서 구입하는 것도 좋을 듯.

7 세타필 Cetaphil 비누 우리나라에서도 판매 중이지만 직구로 구입하면 국내 판매가의 반값 이하 수준이라 추천 아이템으로 넣었다. 세타필 브랜드는 원래 피부에 자극을 주지 않는 제품들로 유명한데, 거품이 나지 않는 로션 타입 세타필 클렌저도 좋았지만 거품이 나고, 은은한 향과 촉촉함까지 마음에 드는 세타필 비누를 더 추천하고 싶다. 단, 쉽게 무르기 때문에 보관에 신경 써야 한다.

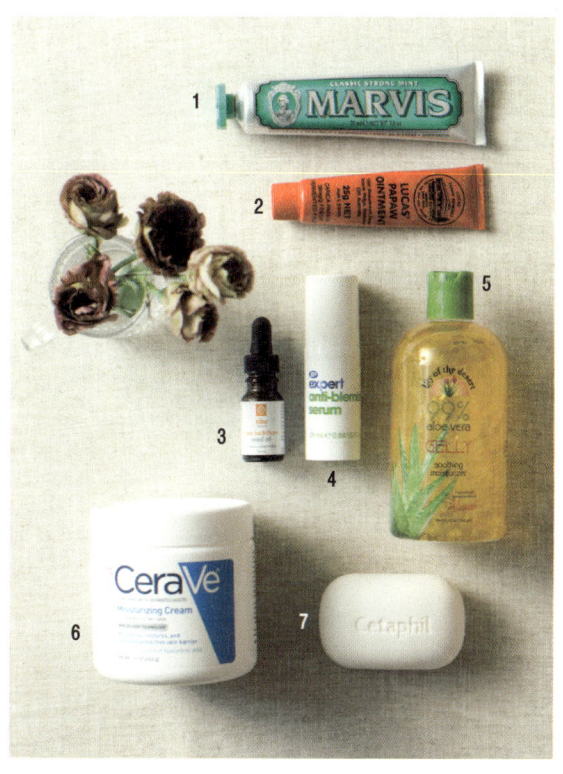

미용 일기

美容 日記

생각보다 단순하게
예뻐질 수 있게 만드는 생활 습관

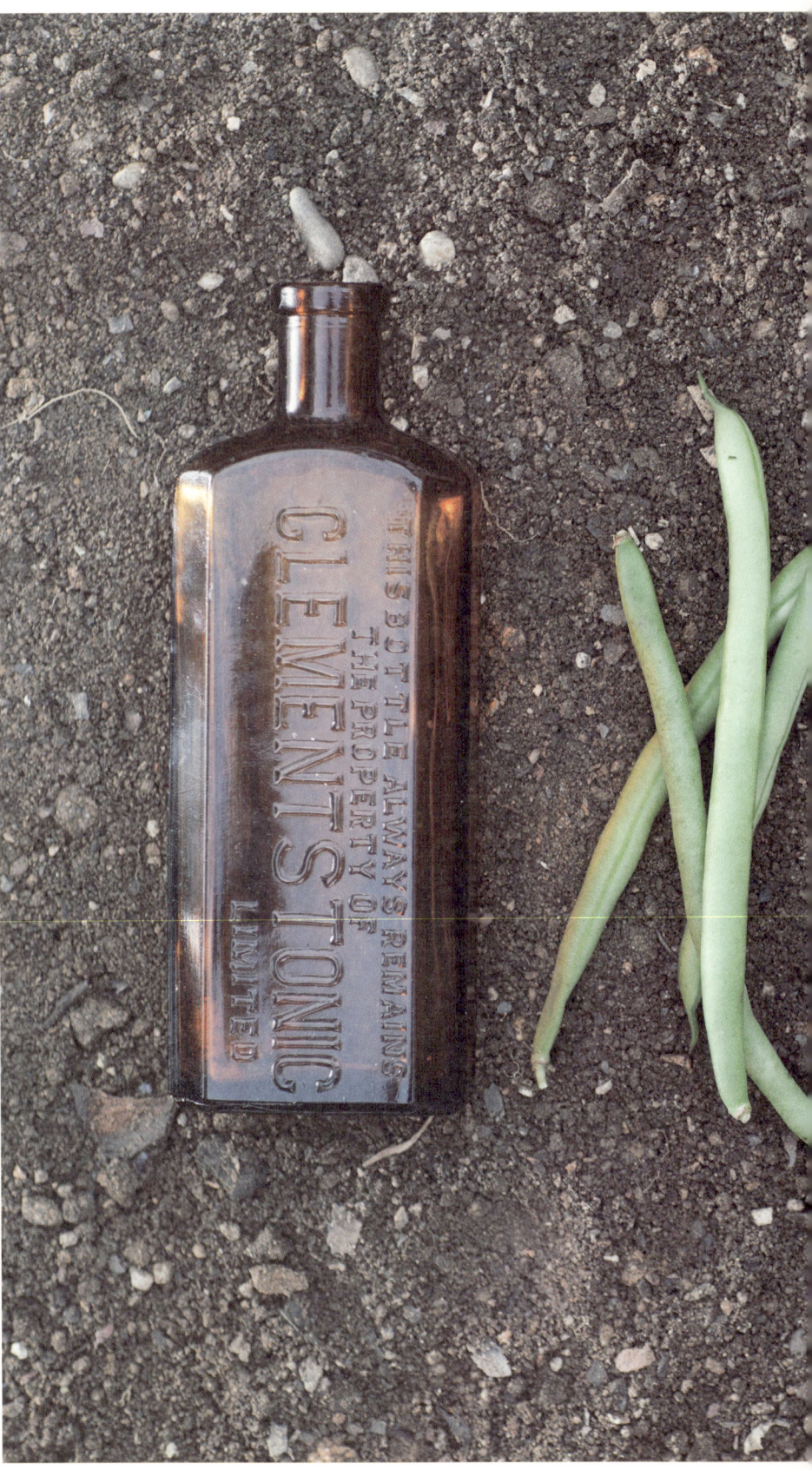

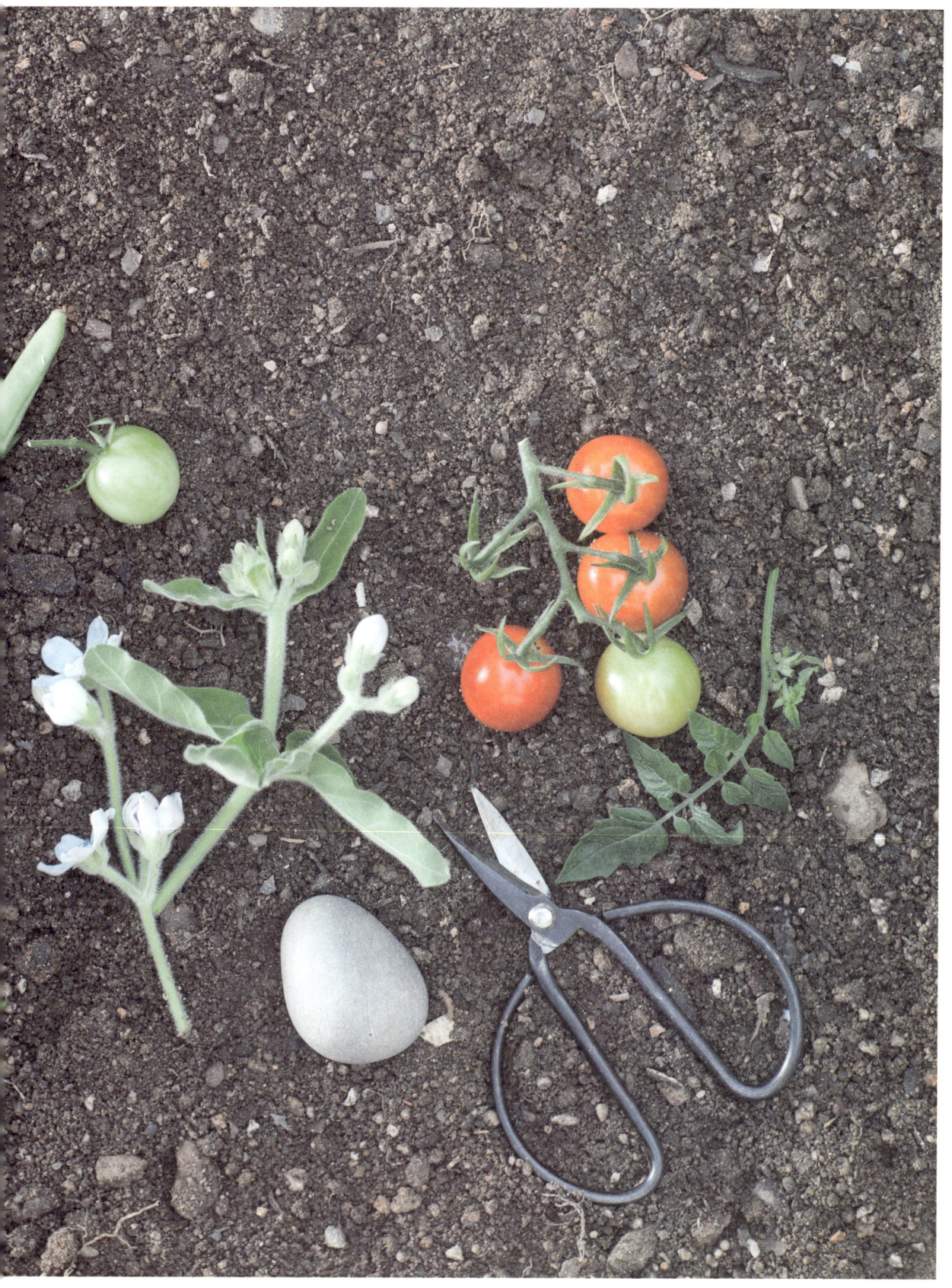

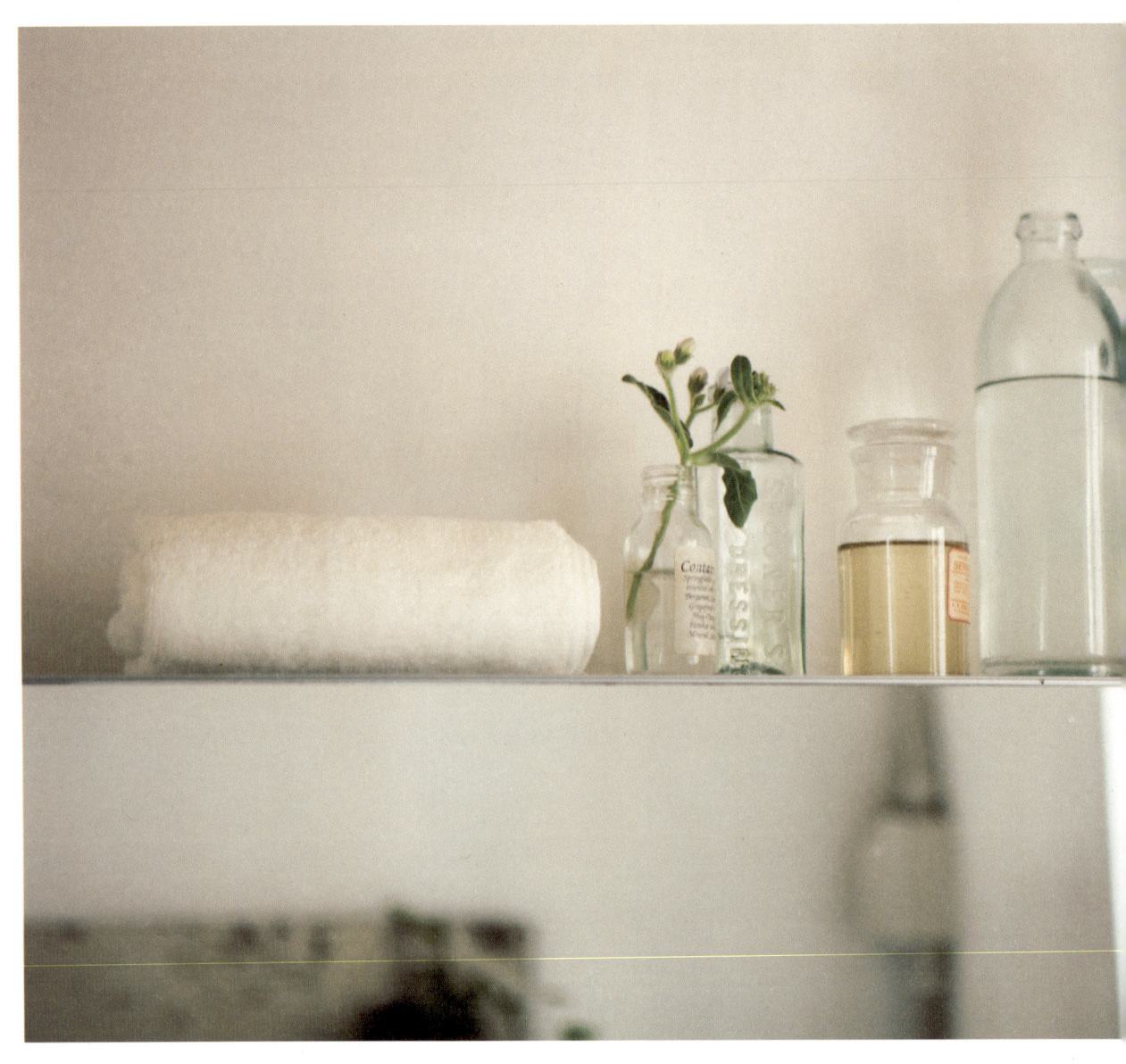

식초를 세면대에 둔 이유
: 욕실에서 식초가 하는 역할

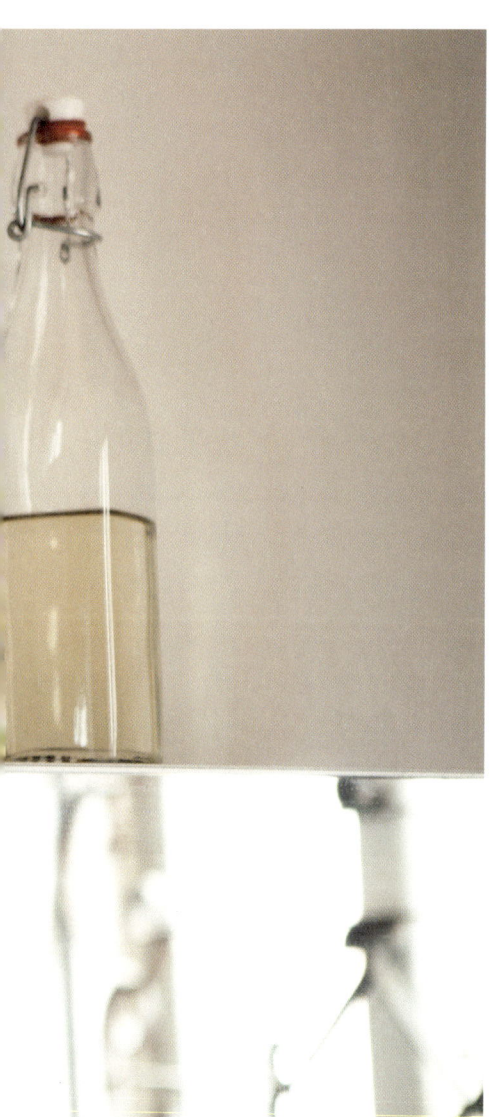

식초가 피부를 위해 무얼 한다고?

피부 유연 작용 세안 후 마지막 헹굼 물에 식초를 5방울 떨어뜨려 씻으면 피부가 부드러워진다.

손발 습진 예방&완화 손발이 트고 간지러울 때 대야에 물을 반쯤 채우고 식초를 2~3큰술 넣고 손발을 5분 정도 담근다. 물기를 잘 닦은 뒤 보습제를 발라줄 것.

린스로 활용 샴푸나 비누로 머리를 감고 깨끗하게 헹군 뒤 대야에 물을 반쯤 담고, 식초를 평소 린스 사용량의 두 배 정도 덜어 잘 섞는다. 이 식초 물에 두피와 머리카락을 마사지하며 헹구면 식초의 산성 성분이 샴푸와 비누의 알칼리 성분을 중화시켜 모발을 부드럽게 하고 모낭충과 세균 번식도 막아준다. 비듬과 두피 가려움증 해소에도 효과적.

피지 잡는 팩 차가운 생수를 밥그릇의 1/5 정도 덜고, 식초를 5방울 떨어뜨려 섞은 뒤 화장솜에 충분히 적신다. 피지가 많은 부위나 트러블이 있는 곳에 올려두고 10분 정도 방치하면 과잉 피지나 유분을 잡을 수 있고, 모공 청소 효과도 기대할 수 있다.

매일 마시면 더 좋다고?

만성 피로에는 생수+식초 식초는 혈액을 맑게 하고 신진대사를 촉진하는 효과가 있다. 특히 피부엔 약산성으로 작용하지만, 음용하게 되면 산성화된 혈액을 중화시키는 역할을 한다. 스트레스, 음주, 흡연, 과도한 운동 등으로 혈액이 산성화되면 노화를 촉진하고 고혈압 및 각종 암 발병률이 높아지기 때문에 혈액의 산도를 약알칼리성으로 유지하는 것이 건강한 삶을 위한 비결이다.

만성 피로로 고생하거나 건강을 해치는 각종 나쁜 습관을 갖고 있다면 매일 생수 한 컵에 식초를 1큰술 넣어 1~2잔 마실 것을 권한다. 꾸준히 마시면 몸의 피로를 풀어주고, 소화 기관과 구강 청정, 장 건강 등에 도움이 된다. 식초의 맛이 역겹다면 꿀을 넣어 마셔도 좋다.

다이어트가 되는 식초 여자들 사이에서 바나나식초 다이어트가 유행이다. 바나나와 식초, 흑설탕을 1:1:1의 비율로 섞어 2주 동안 발효시킨 뒤 그 엑기스를 물에 타 먹으면 식욕 안정, 변비 개선, 부기 완화 등의 효과를 기대할 수 있다는 것. 이 방법이 효과가 없다는 것은 아니지만 잘 발효된 현미 식초를 생수에 타 먹는 것만으로도 같은 효과를 볼 수 있다. 그러니 굳이 번거롭게 바나나식초를 만들어 먹지 않아도 좋다는 말이다. 물론 맛은 훨씬 괜찮긴 하겠지만.

1천원짜리 펌프 타입 공병에 식초를 덜어 세면대에 두었다. 냄새는 조금 별로지만 제 역할을 톡톡히 해내는 녀석 덕분에 마음이 한결 든든하다. 식초 활용법을 다양하게 소개할 것이지만 일단 하나만 기억하면 된다. 모든 클렌징 후 마지막 헹굼 물에 식초를 떨어뜨릴 것!

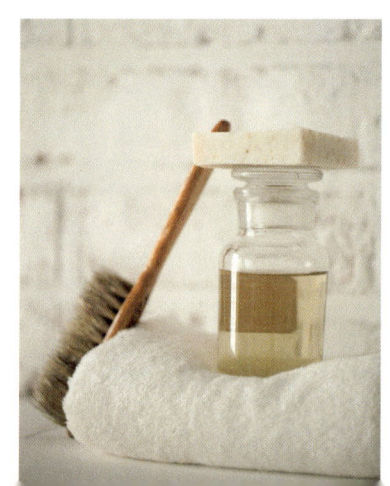

저녁에 씻는 습관
: 취침 전 씻는 일에 집중하면 건강하고 예뻐진다

아침저녁으로 하루 두 번씩 머리를 감고 샤워를 해야 직성이 풀리는 사람이라면 지금의 라이프스타일을 그대로 유지하면 된다. 너무 자주 씻는 것이 오히려 피부를 손상시킨다곤 하지만 이런 성격의 사람들은 아마 씻지 않으면 하루 종일 찝찝한 기분에 사로잡혀 더 괴로울 테니까. 단 너무 뜨거운 물로 씻지 말고, 박박 문지르지도 말 것.

만약 하루에 한 번 머리를 감고 샤워를 하는데 그것을 아침에 한다면 그 습관은 바꿔보길 권한다. 저녁에 씻는 것은 아침에 씻는 것보다 여러 모로 장점이 많으니까.

아침에 외출했다가 저녁에 귀가해 거울을 보면 거울 속 내 모습은 그다지 더러워 보이지 않는다. 세수하고 발만 씻어도 적당히 개운하다. 하지만 피부를 현미경으로 확대해 살펴보면 사실 어마어마하게 끔찍한 비주얼이다. 모공에서 배출된 피지와 땀에 온갖 오염물들이 달라붙어 똘똘 뭉쳐 있다. 이대로 잠들면 더러움이 잠옷으로, 침구로, 얼굴로 번진다. 아침에 일어나 깨끗하게 씻는다고 해도 더러워진 침구와 베개는 수습 불가능이다. 호텔도 아니고 침구를 매일 빨진 않을 테니까.

청결 때문에라도 샤워와 머리 감기는 저녁에 하는 것이 좋지만 피부 건강을 위해서도 저녁 목욕이 훨씬 도움이 된다. 피지와 땀으로 막힌 모공을 방치하는 것은 피부 노화를 가속화시키는 주범이기 때문이다. 특히 현대인들의 머리는 스트레스와 피로 등으로 늘 뜨거운 경우가 많은데 노폐물과 피지 범벅이 된 채로 밤새 방치하게 되면 비듬이나 트러블은 당연하고, 탈모까지 급속도로 진행된다.

고단하고 지친 상태로 퇴근하기 때문에 1분이라도 빨리 누워서 쉬고 싶은 마음은 충분히 이해한다. 샤워를 하고 머리를 다 말린 뒤 잠자리에 들려면 평소보다 취침 시간이 늦어질 수밖에 없으니까.

하지만 씻을 때 몸을 구석구석 씻어주고 두피도 만져주고, 따뜻한 물로 긴장을 풀어주는 과정 덕분에 수면의 질은 훨씬 높아진다. 30분 적게 잔다고 해도 2시간은 더 잔 것처럼 다음 날 몸이 개운하다.

머리 스타일 때문에 아침에 머리를 감아야 한다는 핑계도 대지 말 것. 아침에 한 번 더 감으면(건성 두피를 제외하고) 두피 건강에 훨씬 도움이 된다. 그게 싫다면 살짝 물만 묻힌 다음 드라이하면 문제없다. 귀찮음을 조금 감수하더라도 이제부터는 저녁에 씻자.

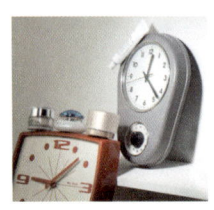

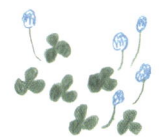

얼굴을 차갑게 하라
: 트러블 해소? 일단 음식부터 살펴보자

좋은 화장품을 쓰고, 피부 관리에도 소홀하지 않다. 그럼에도 불구하고 피부 트러블이 사라지지 않거나 홍조가 심하다면, 그 원인을 뜨거운 얼굴에서 찾을 수 있을 듯. 얼굴에 열이 많아 생기는 트러블은 아무리 좋은 화장품을 쓰고, 비싼 여드름 케어를 받아도 낫지 않는다. 근본적인 원인이 해결되지 않았기 때문. 만성적인 트러블 고민으로 한의원을 찾으면 거의 대부분 머리로 올라온 열을 내려주는 약을 처방하는 것도 그런 까닭에서다.

얼굴에 열이 몰릴 때, 피부 트러블 문제만 발생하느냐, 그렇지 않다. 수족 냉증으로 겨울철 남모를 고통을 겪게 되며, 배가 차가워져 자궁 건강이 나빠지거나 변비 등 장 트러블을 겪을 수도 있다. 이 모든 것들을 해결하기 위해선 위로 몰린 열을 내리고, 몸의 기운과 혈액이 제대로 순환되도록 도와야 하는데, 이 방법들은 뒤에서 차차 나올 예정이다. 여기선 피부 열감을 내려주고 염증을 완화시켜 트러블을 잠재우는 몇 가지 음식을 소개하려 한다. 식습관만으로 변화될 수 없다는 것은 누구보다 스스로가 잘 알 터. 아래 음식들은 참고만 하고, 마음에 여유를 갖고 스트레스를 받지 않도록 노력하며, 잘못된 생활습관 등도 바꿔보자.

피부를 산뜻하게 만드는 식품들

율무 찬 성질을 띠고 있는 율무는 사마귀나 여드름을 잡아주는 효과가 있다. 율무차를 마시거나 율무 팩을 하면 노폐물 배출을 도와 신진대사를 활발하게 해주는 역할을 한다.

녹두 장희빈의 피부 비법으로 잘 알려진 차가운 성질의 녹두는 항산화 효과가 탁월하다. 피부 노화를 방지하고 기미나 주근깨를 개선하는 것은 물론, 항균, 항바이러스 작용으로 붉고 열이 나는 염증성 피부 트러블에 좋다. 녹두 가루로 세안을 하거나 팩을 하면 피지와 피부 노폐물, 메이크업 찌꺼기와 화장독을 제거할 수 있다.

연어 비타민과 불포화 지방산이 풍부해 몸의 열을 내리고 피부를 윤택하게 하는 효과가 있다. 위장의 열을 낮추는 데도 좋다.

민들레 강력한 항염 작용을 비롯해 해열, 해독 작용도 한다. 몸속의 열로 인해 붉고 고름이 차는 여드름이 생겼다면 민들레로 효과를 볼 수 있다. 민들레차를 마셔도 좋고, 차를 우려내 세안을 해도 좋다. 특히 여드름을 짠 뒤 민들레 달인 물로 세안하면 여드름의 재발을 막을 수 있다고 한다.

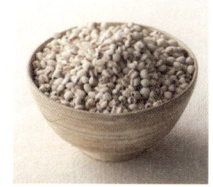
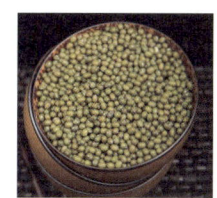
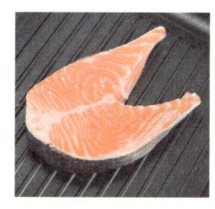
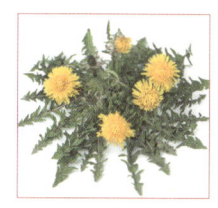

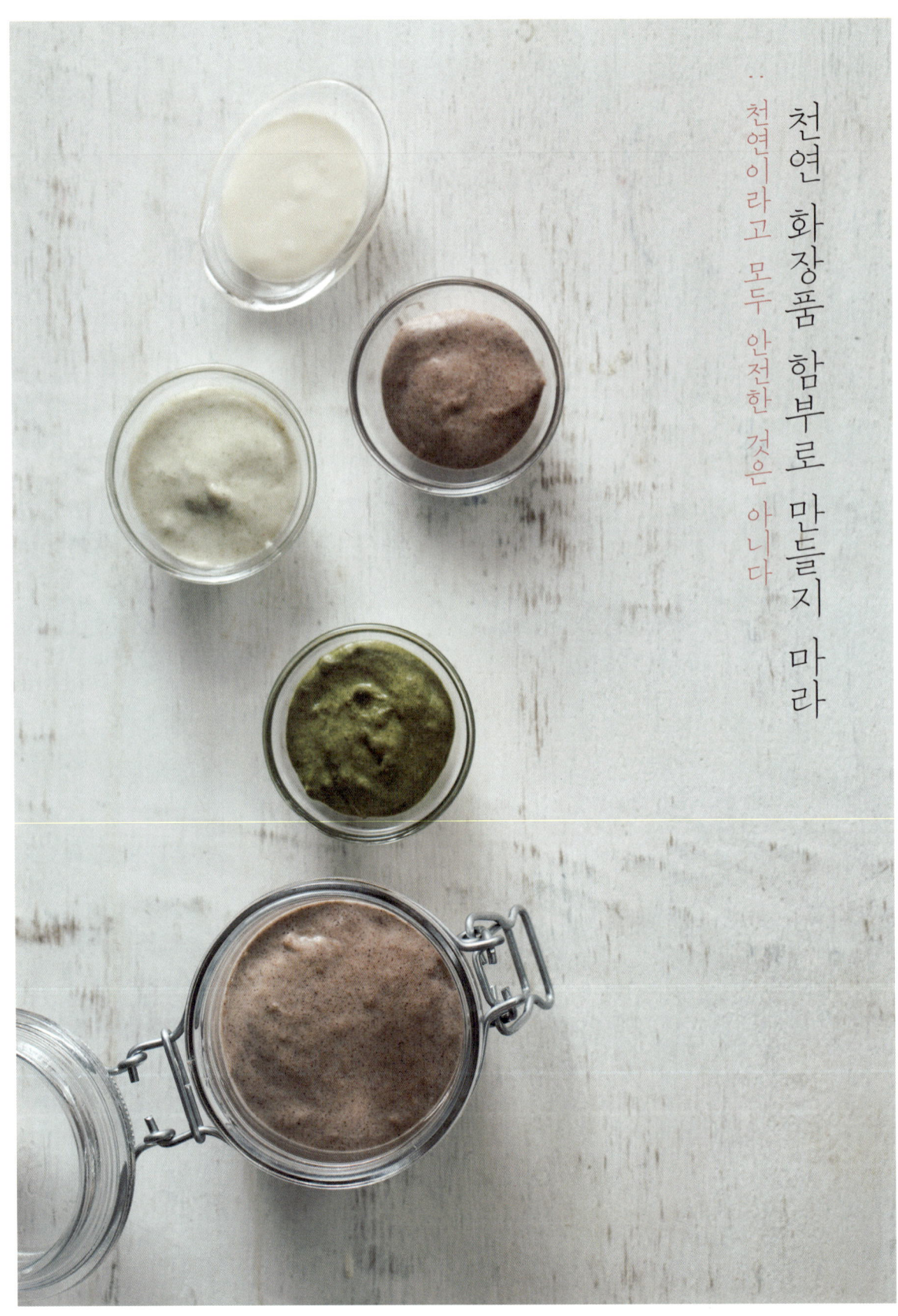

천연 화장품 함부로 만들지 마라

천연이라고 모두 안전한 것은 아니다

각종 피부 트러블을 잡아주고, 피부 고민에 뛰어난 효과를 보인다는 이유로 천연 화장품 만들기는 늘 여자들의 높은 관심을 받고 있다. 예전엔 비누나 팩 정도가 집에서 만드는 천연 화장품의 한계였다면 지금은 스킨, 로션뿐 아니라 각종 기능성 에센스에 선크림, 메이크업 제품까지 스스로 만들어 사용하는 사람들이 많아졌다.

하지만 과연 식품으로 훌륭한 것들이 화장품으로도 좋은 효과를 보이는지는 더 살펴봐야 할 것 같다. 피부에 트러블이 생겼을 때, 그것이 화장품의 화학 성분 때문이라고 생각하기 쉽지만 사실 우리가 먹는 과일이나 채소, 자주 마시는 커피 등에도 무수히 많은 화학 성분이 존재한다. 만약 화학 성분이 피부에 해를 끼친다고 한다면 녹차 세안이라거나 채소 팩을 하는 행위 또한 화장품을 바르는 것과 마찬가지로 피부에 해로운 영향을 미치게 되는 것이다.

특히 민감한 피부 때문에 천연 화장품에 관심을 갖고 있다면 더욱 신중해야 한다. 천연 재료에 함유된 성분은 피부에 좋은 영양분을 공급하는 동시에 피부에 자극을 유발할 수도 있기 때문이다.

피부에 유해한 성분들을 인터넷으로 찾아보면 외우기도 어려운, 누가 봐도 천연 성분과는 거리가 멀어 보이는, 마치 지금 당장이라도 피부에 트러블을 일으킬 것 같은 이름을 가진 성분들의 리스트가 쭉 뜬다. 내가 가진 화장품의 이름을 입력하면 유해 성분이 얼마나 많이 들어 있는지 체크해 주는 애플리케이션도 있다. 그런데 그 애플리케이션에서 살아남을 수 있는 화장품은 거의 없다.

이런 정보들 때문에 우리의 불안은 증폭된다. 예뻐지기 위해 바르는 화장품이 사실은 피부를 망치고 있는 것은 아닌지, 비싼 돈을 들여 얼굴에 독을 바르고 있는 것은 아닌지 말이다. 하지만 유해 성분을 정하는 것도 인간이 하는 일인지라 유해하다는 의견과 그렇지 않다는 의견이 늘 양립하곤 한다.

예를 들어 미네랄 오일의 경우 오랫동안 보습제나 클렌징 오일의 주성분으로 사랑받아 왔다. 그런데 몇 년 전 유해성 논란이 일었다. 석유와 같은 광물성 물질에서 추출한 미네랄 오일이 피부 트러블을 유발할 수 있다는 것. 때문에 미네랄 오일을 함유하고 있는 수많은 화장품이 직격탄을 맞았다. 지금까지도 트러블 피부라면 반드시 피해야 할 성분 리스트에 종종 미네랄 오일이 오르고 있다.

하지만 많은 피부 전문가들이 미네랄 오일이 피부 트러블을 유발하지 않는다고 말한다. 오히려 피부 장벽과 매우 유사한 구조이기 때문에 피부 보호 효과가 뛰어나다고 한다. 같은 이유로 화장품 회사에서도 미네랄 오일을 버리지 않고, 지금도 극민감성 피부를 위한 화장품의 주성분으로 사용하고 있다.

나 또한 미네랄 오일의 단점보다는 장점에 주목하고 있다. 어떤 성분이든 피부 트러블을 유발하지 않는 완벽한 성분은 없다. 그러니까 천연이라고 무조건 다 좋은 것이 아니고, 화학 성분이라고 무조건 다 나쁜 것이 아니라는 점을 인지한 뒤 천연 화장품에 대한 관심을 가지는 것이 좋다.

천연 화장품에 관심 있다면 꼭 읽어봐야 할 수칙

1 방부제를 넣지 않았기 때문에 미생물이 번식할 확률이 높다. 천연 방부제를 쓴다 해도 시판 화장품처럼 오래 보관은 절대 위험!
2 물을 넣은 천연 화장품은 특히 1회 분량으로 만들어 쓰는 것이 피부에 가장 좋다(예: 토너, 팩).
3 여러 재료들을 임의로 섞어 화장품을 만들지 말 것, 성분이 복잡해질수록 위험도 높아진다.
4 오일은 산화 속도가 더디기 때문에 오일 베이스의 천연 화장품은 수분 베이스 화장품보다는 오래 보관이 가능하다(예: 비누, 립밤 등). 하지만 좋은 오일을 사용하는 것이 매우! 매우! 중요하다.
5 게으르거나 일을 대충대충 하는 성격이라면 천연 화장품 만드는 것은 시도조차 하지 말 것. 완벽하게 깨끗한 상태에서 만든 뒤 부지런히 사용해야 하는 천연 화장품, 당신과는 맞지 않다.

녹차의 힘

오랫동안 사랑받는 데는 이유가 있다

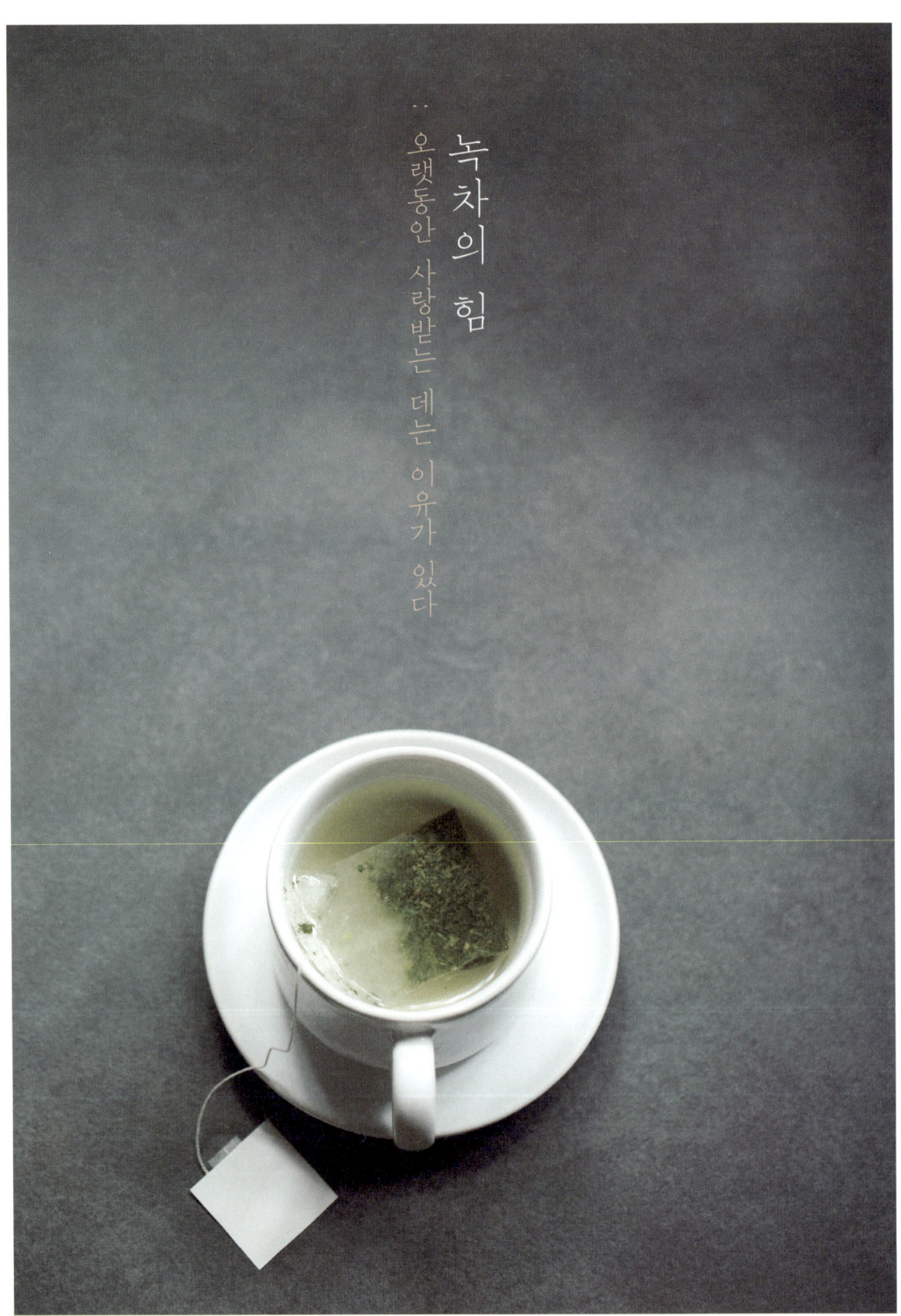

우선 마시자. 녹차엔 비타민 C가 풍부해 피부 미용 효과를 기대할 수 있다. 녹차의 카페인 성분 때문에 마시기 꺼려진다는 사람들도 있는데, 녹차로 카페인을 과다 섭취하게 될 염려는 하지 않아도 좋다. 이유는 녹차에 들어 있는 15~25mg 정도의 카페인은 커피에 함유된 카페인의 1/4 분량에 해당하기 때문(참고로 1일 카페인 섭취 제한은 성인 기준 400mg). 더욱이 녹차에 함유된 카테킨이라는 성분이 카페인과 결합해 체내에 느리게 흡수되도록 돕고, 적당한 양의 카페인은 이뇨 작용을 통해 노폐물을 배출하고 몸에 쌓인 피로를 풀어주는 효과가 있다. 이외에도 카테킨은 독성 물질인 활성 산소를 제거해 노화를 막아주고, 염증과 콜레스테롤 수치를 낮춰주는 역할을 한다.

마시는 것도 좋지만 피부에 양보하는 것도 좋다. 녹차는 다른 천연 재료에 비해 피부에 부작용을 일으키는 사례가 적을 뿐 아니라 거의 모든 피부 타입에 잘 맞는다. 노화 예방 및 항염 효과가 뛰어나 피부 탄력 저하를 방지하고 습진이나 트러블, 피부염 등을 진정시킨다. 특히 붉고 아픈 여드름으로 고민하고 있다면 아침저녁으로 욕실에서 녹차를 가까이해 볼 것. 염증과 함께 얼굴의 열기를 가라앉히는 녹차의 효과를 제대로 볼 수 있을 것이다.

녹차는 분말, 잎차, 티백 등으로 우려내는데, 세안 마지막 헹굼 물로 사용할 때는 가루 타입은 피할 것. 잘 녹지 않은 녹차 분말이 모공에 끼는 것을 막기 위해서다. 녹차 가루는 스크럽이나 팩으로 활용하는 것이 가장 좋다.

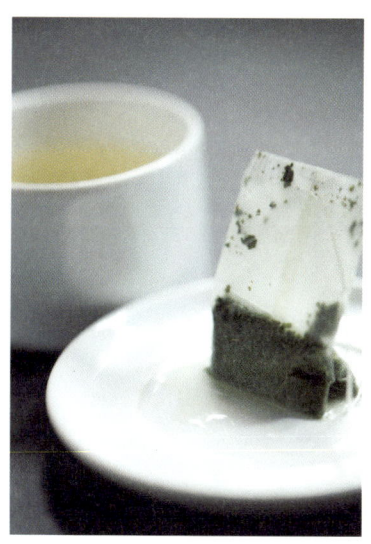

녹차로 예뻐지는 5가지 방법

녹차 세안 녹차를 세안 마지막 헹굼 물에 섞어 스며들게 한다는 느낌으로 톡톡 두드리며 세안한 뒤 헹구지 않는다.
녹차 스크럽 일부러 시간 내서 팩을 할 여유가 없다면 클렌징 폼에 녹차 가루를 새끼손톱만큼 덜어 얼굴에 마사지하자. 노폐물과 메이크업 찌꺼기를 쉽게 제거할 수 있다.
녹차 스팀타월 따뜻하게 우린 녹차를 거즈에 적셔 얼굴을 감싸주자. 식으면 다시 적셔 올려놓기를 2~3번 반복한 뒤 토너를 적신 화장솜으로 얼굴을 닦아주면 각질이 제거된 매끈한 피부를 만날 수 있다.

녹차 팩 녹차 가루를 물에 섞어 얼굴에 도톰하게 펴 바르면 지성 피부의 피지 조절과 트러블 진정에 도움이 된다. 건성이나 민감성 피부라면 녹차 가루에 꿀을 섞어 얼굴에 바르자. 녹차의 항산화 작용과 꿀의 영양 공급 효과를 함께 기대할 수 있을 것.
얼린 녹차 티백 사용한 녹차 티백을 냉동실에 얼려 두었다가 아침에 얼굴 부기 빼는 데 사용해도 되고, 티백을 뜯어 녹차 잎만 피부 스크럽용으로 사용해도 좋다. 냉동실에 보관했다고 해도 세균 번식의 위험이 있으니 3일 안에 모두 사용할 것.

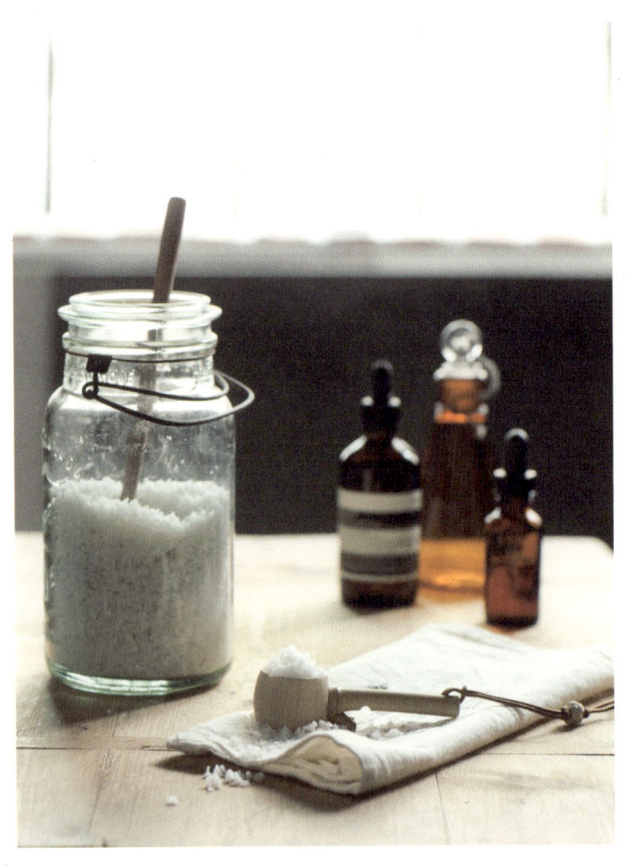

천일염을 어떻게 쓰라고?

천일염 가글 양치 후 천일염을 1/2작은술 정도 섞은 따뜻한 물로 가글을 하자. 목이 아플 때 목의 부기 완화에 도움이 되며, 잇몸 염증을 가라앉히고 입 냄새 제거 효과도 있다(천일염을 치약 대용으로 사용하는 것도 좋지만 단단한 소금 입자가 치아와 잇몸을 상하게 할 수 있으므로 가글을 권한다).

천일염 반신욕 따뜻한 물에 천일염 반 컵을 잘 녹인 뒤 반신욕을 하면 피로 회복과 부기 제거에 도움이 된다.

보디 스크럽 잘게 부순 천일염에 호호바 오일을 섞어 몸을 마사지한 뒤 따뜻한 물에 들어가면 보디 스크럽과 부기 제거 효과가 더욱 높아진다.

천일염 세안 천일염은 살균과 소염 작용이 뛰어나기 때문에 천일염을 소량 녹인 물에 세안을 하면 여드름이나 화농성 피부 질환이 진정되는 효과가 있다.

천일염 두피 마사지 천일염을 섞은 물에 머리카락과 두피를 꼼꼼히 씻으면 두피의 염증을 완화시키고 비듬 균의 서식을 억제해 준다.

천일염 물 섭취 생수 1리터에 천일염 2티스푼을 잘 섞은 뒤 3~4번에 나누어 마시면 변비 해소에 도움이 된다. 대장에서 수분과 염분이 흡수되는 것을 억제해 부드러운 변을 보게 되는 것.

천일염, 당장 사야겠다!
: 피부의 빛과 소금이 되는 필승 아이템

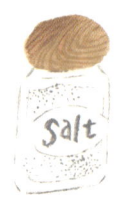

일반 맛소금이나 정체 모를 소금 말고, 국내산 천일염을 미용에 활용하는 방법이 있다. 왜 천일염인고 하니, 일단 천일염에는 각종 미네랄이 매우 풍부하다. 또한 많이 섭취해도 몸에 좋지 않은 나트륨 함량이 타 소금에 비해 적다. 천일염이 아닌 저질의 소금은 미네랄이 거의 없고 나트륨만으로 구성된 것들이 대부분. 게다가 중금속과 같은 오염 물질로부터 자유로울 수 없다. 그러니 미용 목적이든 식재료든 소금엔 돈을 아끼지 않는 것이 철칙!

천일염을 미용 목적으로 쓰고 싶다면 물에 잘 녹아야 하고, 피부에 자극이 없어야 하므로 일단 믹서 등을 이용해 잘게 부숴 보관할 것. 수분기 없이 건조한 상태로 보관해야 하므로 욕실에 보관할 때는 실리카겔과 같은 제습제를 넣어 보관하는 것이 좋다.

에프북의 『생활 세제』라는 책을 본 독자들이라면 알 것이다. 베이킹소다 하나로 집 안을 얼마나 깨끗하게 관리할 수 있는지. 그런데 요 똑똑한 베이킹소다가 살림에만 쓰이는 줄 알았더니 예뻐지는 데에도 꽤나 효과가 좋더라. 설거지하고 남은 것, 빨래하고 남은 것들을 모아 피부에 써보곤 홀딱 반해 버린 에프북 에디터들. 요즘은 살림에 사용하는 양만큼 예뻐지는 데에도 사용하고 있다. 베이킹소다로 어떻게 예뻐지냐고? 베이킹소다는 중탄산나트륨($NaHCO_3$: 탄산수소나트륨)이다. 약한 알칼리성을 띠고 있는데, 이것이 피부의 불순물과 닿으면 비누와 같은 반응을 한다. 즉, 노폐물이 쉽게 물에 풀리게 하는 작용을 하는 것이다. 베이킹소다를 넣은 물에 목욕을 하면 피부가 유연해지고 매끄러워지는 것 또한 약 알칼리성 성분 때문이다. 온천물도 이와 같은 원리로 피부를 매끄럽게 만들어준다. 주의할 점은 베이킹소다를 너무 뜨거운 물에 넣을 경우 화학 작용으로 인해 강한 알칼리성을 띠게 되어 피부를 상하게 할 수 있다는 것. 그러니 미용 목적으로 베이킹소다를 사용할 경우 너무 뜨겁지 않은 물에 섞는 것이 기본이다.

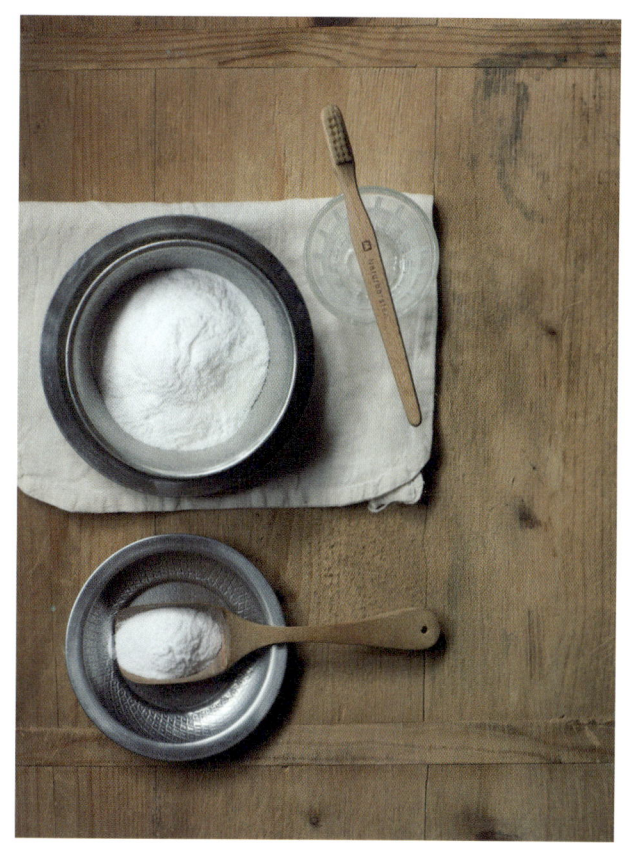

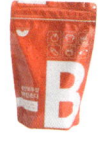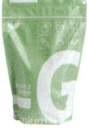

베이킹소다도 사야겠다!
: 살림에만 쓰이는 줄 알았더니… 피부 관리까지!

베이킹소다의 미용 활용법

스크럽 베이킹소다와 꿀을 섞어 얼굴에 1분 정도 스크럽한 뒤 세안하면 블랙헤드나 피지가 제거된 매끈한 피부를 만날 수 있다. 꿀이 없다면 평소 사용하던 폼 클렌징이나 물과 섞어도 된다.

발의 굳은살 관리 대야에 따뜻한 물을 받고 베이킹소다를 2큰술 섞어 각질을 불린 뒤 베이킹소다와 물, 흑설탕을 1:1:1의 비율로 섞은 페이스트를 굳은살에 문지른 뒤 씻어낸다. 보습제로 마무리하고 나면 말랑말랑한 발뒤꿈치를 만날 수 있다.

국소 트러블 진정 트러블 부위에 베이킹소다와 물을 섞은 페이스트를 콕 찍어 바르고 잠들면 다음 날 뾰루지가 진정된 것을 확인할 수 있다.

비듬 관리 샴푸에 베이킹소다를 1큰술 섞어 두피를 꼼꼼히 마사지하며 1차 머리 감기를 한 뒤 샴푸를 반 정도 펌핑해 2차 머리 감기를 하면 비듬이 한결 줄어든다. 마지막에 식초 린스를 추가해도 좋다.

아토피와 땀띠 진정 목욕물에 베이킹소다 반 컵, 아이의 경우 1/4컵을 섞어 목욕하면 가려움 진정에 도움이 된다. 처음엔 다소 따끔거릴 수 있으나 자연스러운 반응이다. 하지만 너무 심하게 자극적이라면 즉시 중지할 것.

양치 치약을 짠 뒤 소량의 베이킹소다를 뿌려 양치하면 백태가 잘 생기거나 입 냄새가 심한 경우에도 도움이 되며 치아 미백과 치석 제거 효과도 있다.

입욕제 베이킹소다와 구연산, 전분을 2:1:1의 비율로 섞고 글리세린과 아로마 오일을 몇 방울 뿌려 주먹밥처럼 뭉쳐주면 친환경 배스볼이 된다. 이것을 입욕제로 활용하면 유명 온천 부럽지 않은 피부 유연 효과를 볼 수 있다.

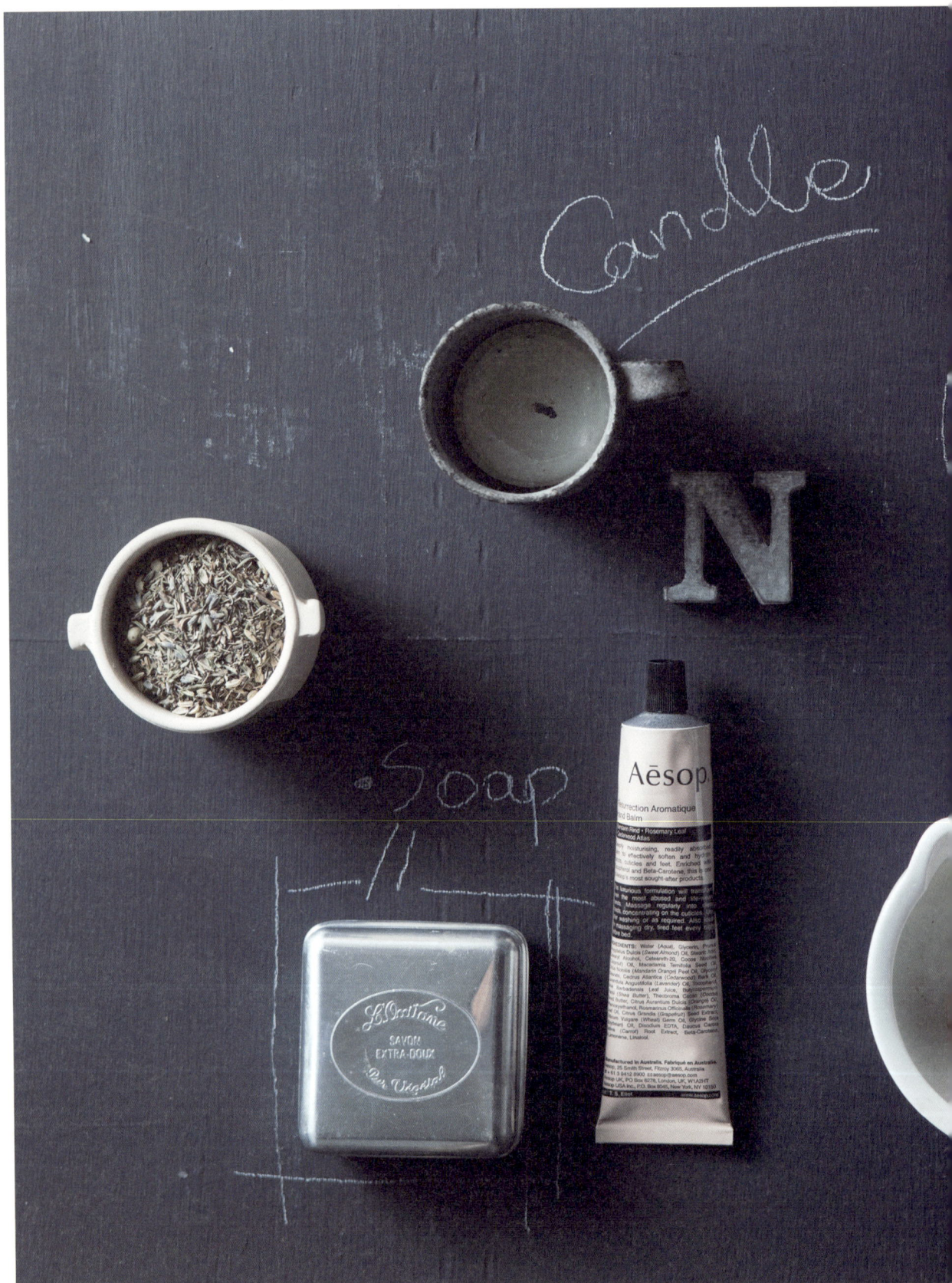

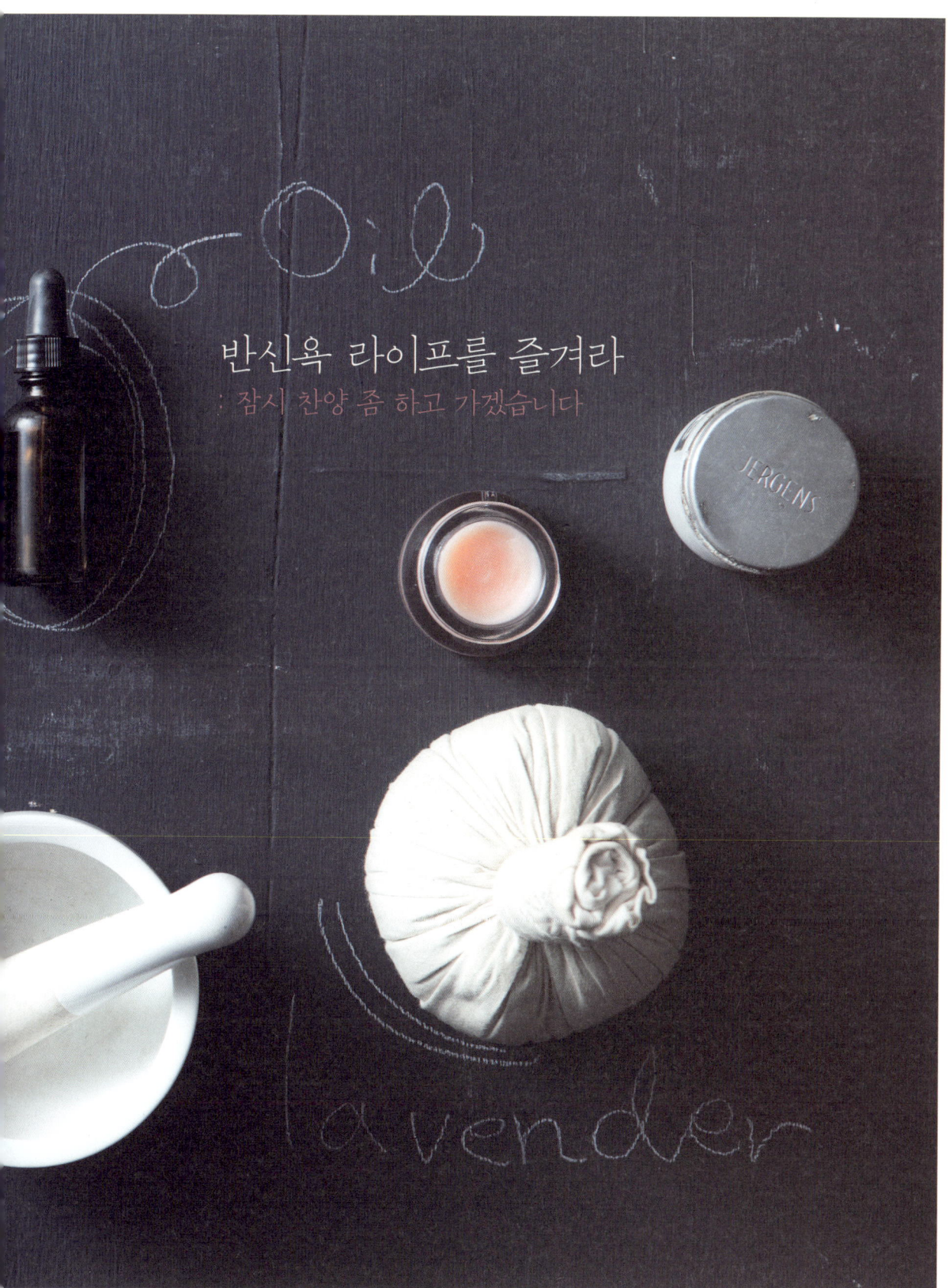

반신욕 라이프를 즐겨라
: 잠시 찬양 좀 하고 가겠습니다

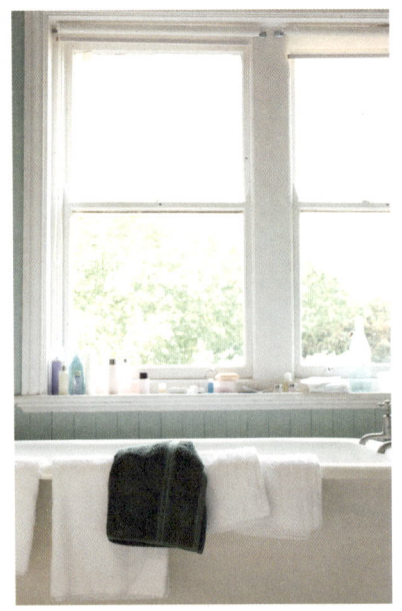
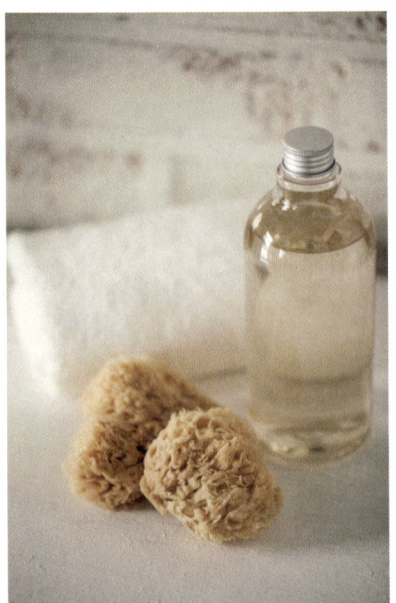
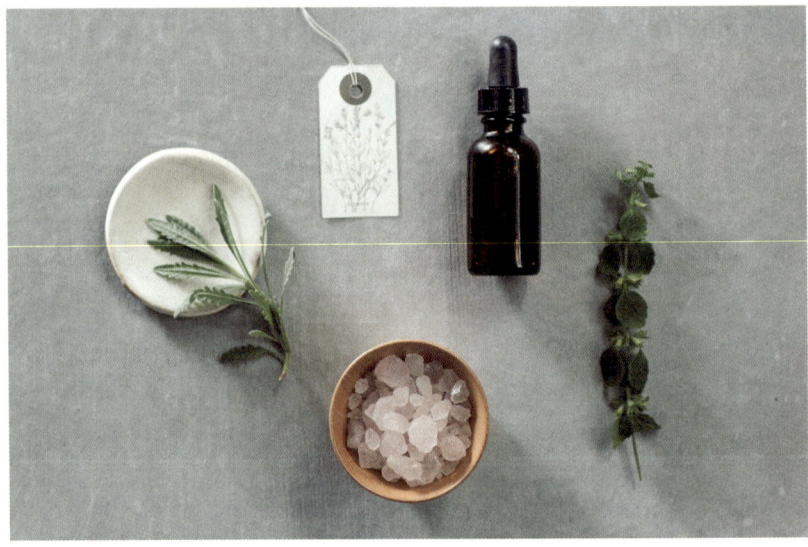
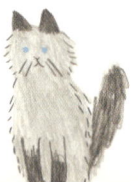

가을이 오면 즐거운 이유가 몇 가지 있다. 군살을 가릴 수 있는 아우터를 입을 수 있고, 기름진 전어구이를 맛볼 수 있고, 번들거리는 피부와 이별할 수 있고, 제모의 번거로움에서도 어느 정도 해방될 수 있다. 하지만 무엇보다 기쁜 것! 반신욕의 행복을 만끽할 수 있다는 점이다.

샤워를 하다가 어쩐지 으슬으슬한 기분이 들어 욕조에 물을 받아 슬쩍 몸을 뉘었을 때, 숨 막히고 짜증나는 기분이 든다면 아직 반신욕의 계절이 아닌 것. 그런데 몸을 뉘었을 때 온몸이 녹아내리는 노곤함과 함께 '이대로 시간이 멈추면 좋겠다'는 기분이 든다면? 가을이 온 것이다. 가을과 겨울을 거쳐 봄이 올 때까지 반신욕만 제대로 즐겨도 예뻐질 수 있고, 행복해질 수 있으니 이 어찌 기쁘지 아니한가. 건강 면에서 반신욕의 가장 큰 효과는 혈액 순환 개선이다. 스트레스를 받거나 피로하면 상체로 열이 몰리게 되는데 반신욕을 하면 하체가 따뜻해져 머리 쪽으로 몰려 있던 열기가 풀리면서 혈액 순환이 좋아진다. 그 결과 신진대사가 활발해져 노폐물 배출이 빨라지고 몸속 장기의 기능이 강화된다. 혈액 순환이 잘 되니 피부가 매끄러워지는 것은 당연한 이치.

미용 면에서 보면 반신욕은 특히 부기를 해소하는 데 효과적이다. 여기에 천일염이나 배스 솔트를 입욕제로 활용하면 삼투압 현상에 의해 부기 제거 효과를 더욱 빠르게 볼 수 있다. 반신욕을 하면서 마사지를 하거나 발목 부분을 늘려주는 가벼운 스트레칭을 하면 더욱 좋고.

그런데 반신욕이 좋은 진짜 이유는 건강 또는 미용적 장점 때문이 아니다. 그 어디에서도 느끼기 힘든 정서적인 안정감 때문이다.

이 효과를 최대한 얻기 위해선 온전하게 세상과 분리될 것. 음악을 듣거나 책을 보는 것까지는 좋지만, 일을 한다거나(욕실에서까지 일을 해야 하는 삶은 너무 슬프다), 문자 메시지 및 통화를 하는 것은 절대 금지! 같은 의미로 스마트폰으로 SNS를 하거나 - 반신욕 하는 발 사진을 찍은 뒤 인스타그램에 #반신욕 #힐링 등의 멘트를 적어 업로드하는 허세는 제발 참아주길- 포털 사이트의 뉴스를 보는 것도 NG! 하루 딱 30분만이라도 우리 모두 주어진 환경에서 완벽하게 분리될 필요가 있다. 처음엔 뭘 해야 할지 몰라 수도꼭지만 멀뚱멀뚱 바라볼 수도 있다. 지루하고 지겹다는 생각이 들지도 모른다. 그런데 반대로 생각해 보면 우리는 늘 무언가를 하고 있기 때문에 제대로 지루할 틈조차 없었다는 것에 서글퍼지기도 한다.

사람들은 지루하지만치 아무것도 할 수 없을 때에야 비로소 스스로에 대해 생각한다. 요즘 나의 상태, 하고 싶은 것, 이루고픈 꿈에 대해서 말이다. 가령 몸매를 가꾸고 싶다거나, 어떤 취미 생활을 시작하고 싶다는 등 소소하지만 그동안 마음 한구석에 숨겨놓았던 것들을 그제야 조심스레 꺼내보는 것이다.

반신욕을 하면서 눈을 감고 이런저런 기분 좋은 계획이나 희망으로 머릿속을 가득 채워보자. 허황해도 좋다. 이룰 수 없어도 좋다. 오직 나 자신만을 위한 긍정적인 생각이라면 뭐든 괜찮다. 그래서 우리는 감히 정서적인 안정감과 삶의 활력소를 반신욕으로 얻을 수 있다고 확신한다. 반신욕을 통해 지루함을 즐길 줄 아는 여유를 배우고, 자신과의 대화를 시작하자. 그것이 궁극적으로 이 책에서 말하고자 하는, 생활 속에서 예뻐지는 방법이다.

제대로 된 호흡법을 배우면? 미인 소리 듣게 된다

건강적인 면을 살펴보자 입으로 호흡하면 폐로 유입되는 산소의 양이 줄어 숙면이 힘들고, 뇌 기능과 집중력도 떨어진다. 또한 이물질이 그대로 입안으로 들어와 감기에 쉽게 걸린다. 더욱이 체온과 습도를 조절하는 부비강이 코에만 존재하기 때문에 면역 기능이 떨어져 염증과 알레르기 질환에도 노출되기 쉽다. 입이 늘 벌어져 있으니 입속이 건조해져 세균 번식과 구취 및 염증, 충치도 생기기 쉽다.
미용적인 면도 짚어보자 입을 닫고 있으면 턱 근육이 건강한 상태를 유지하기 때문에 하관이 커지지 못한다. 반대로 긴장하지 않은 상태에서 입을 벌리고 호흡을 하면 근육이 잡아주는 역할을 하지 못하므로 턱이 튀어나오고, 혀의 무게 때문에 턱이 비정상적으로 발달하게 된다. 뿐만 아니라 피부가 늘어져 눈이 처지고 코에도 변형이 온다. 또한 입이 늘 열려 있다는 것은 입 주위의 근육을 사용하지 않는다는 증거. 이는 피부의 탄력을 떨어뜨리고 주름을 깊게 하는 원인이 된다. 입술이 건조하거나 자주 트고, 어린아이들의 경우 치아의 부정 교합이 생기고 얼굴과 인중이 길어지는 것 또한 구강 호흡으로 인해 발생할 수 있는 부작용이라 할 수 있다.

제대로 된 호흡을 배워보자 의식적으로라도 코로 호흡하는 습관을 들여야 한다. 비염 등으로 코로 하는 호흡이 어렵다면 적극적으로 치료에 힘쓰자. 나중에 변해 버린 얼굴 때문에 후회하지 않도록 서둘러 병원을 찾는 것이 급선무.
코로 호흡을 할 때도 그냥 들이마시고 내쉬지 말고 숨의 속도를 일정하게 맞추자. 들이마신 숨에 비해 내뱉는 이산화탄소가 적을 경우 몸속 균형이 깨지기 쉽기 때문이다. 3초간 숨을 들이마셨다면 내쉴 때도 3초를 맞출 것. 들숨이 많은 경우 몸속 독소가 쌓여 살이 찌기 쉬운 체질로 변할 수 있고, 날숨이 많은 경우 화병이 발생할 수 있다는 견해도 있으니 참고할 것.
가슴을 집중적으로 움직이는 흉식 호흡 또한 좋은 호흡이 아니다. 상부를 많이 움직이며 짧은 호흡을 하는 것은 목 주변과 갈비뼈 근육을 과도하게 사용해 목과 어깨의 통증을 유발할 수 있다. 복부로 공기를 넣었다가 배출하는 복식 호흡은 익숙해지지 않으면 불편하지만 꾸준히 신경 써서 하면 나중엔 의식하지 않고도 자연스럽게 가능해질 것이다.

예뻐지는 호흡법
: 입으로 숨을 쉬면 못나진다

정상적인 호흡은 코로 공기를 들이마시고 코로 내뱉는 반복적인 대사 활동을 말한다. 운동을 할 때나 심호흡할 때 코와 입 호흡을 병행하는 것도 지극히 정상적인 호흡법이다. 하지만 비염이나 감기 등으로 코가 막혀서, 또는 무의식적으로나 습관적으로 입으로 호흡하는 사람들이 많다. 긴장을 푼 상태로 멍하게 있을 때 자신도 모르게 입이 벌어진다면, 잠을 자고 일어났을 때 목이 건조하고 입이 마른다면, 스스로 깨닫지 못하는 사이 조금씩 얼굴이 변하고 있음을 인정해야 할 것이다.

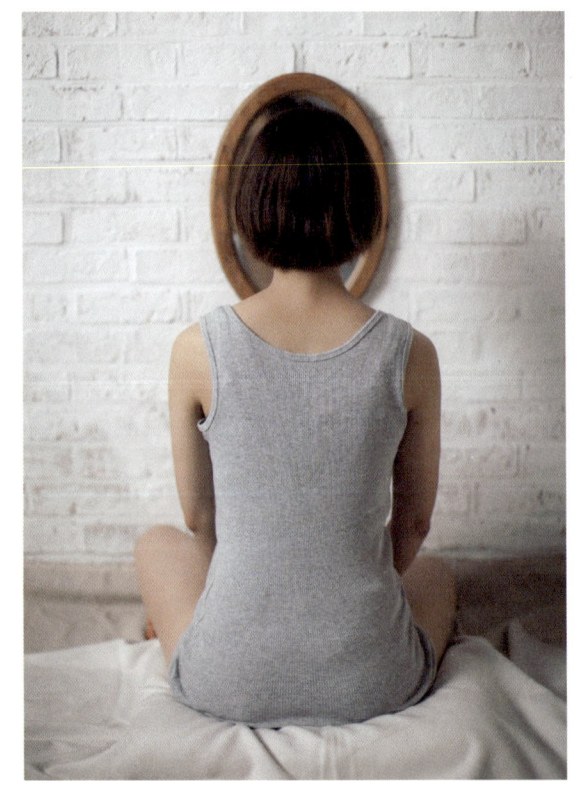

따뜻한 하반신을 위해 지금 당장 실천해야 할 생활 습관

찬 음식은 피할 것 찬 음식은 몸을 차게 한다. 체온이 낮아지면 면역 세포들이 활동을 못 하기 때문에 면역력이 떨어져 각종 염증에 노출되기 쉽다. 물은 미온수로 마시고, 아이스크림이나 음료수는 최대한 자제할 것. 냉장고에서 꺼낸 음식을 바로 섭취하는 것도 좋지 않으니 실온에 미리 꺼내놓아 냉기를 제거하고 먹을 것.

긍정적인 마음가짐 부정적인 감정은 우리 몸에 스트레스를 주고, 머리로 열이 몰리게 한다. 스트레스에 취약한 사람들이 아토피나 건선 등의 피부 질환에 걸리기 쉬운 이유도 스트레스로 인한 화병이 혈액 순환과 면역력에 큰 방해가 되는 까닭. 긍정이고 여유로운 마음가짐을 갖기 위해 꾸준히 노력하면 감정 컨트롤을 자유롭게 하게 된다. 뭐든 마음먹기 나름이라는 것은 이를 두고 하는 말.

양말 신고 잠자기 잠을 잘 때는 몸이 운동을 하지 않아 체온이 다소 떨어지는데, 양말을 신으면 발끝으로 열기가 빠져나가는 것을 막아 체온 유지에 도움이 된다. 가격이 좀 나가더라도 감촉이 좋고, 흡습성이 뛰어난 양말을 선택할 것. 발목을 조이는 양말은 갑갑할 수 있고, 너무 헐렁하면 벗겨질 수 있으니 적당히 탄력 있는 것이 좋다.

가벼운 운동과 스트레칭 체온을 올리는 가장 효과적인 방법은 역시 운동이다. 하반신이 냉한 사람들은 체력이 약한 경우가 많기 때문에 땀을 뻘뻘 흘릴 정도의 과격한 운동보다는 가볍게 땀이 날 정도의 운동으로 몸을 따뜻하게 할 것. 또한 운동만큼 스트레칭도 중요하다. 굳어 있는 근육과 몸을 풀어주고 마사지해 혈액 순환을 도와주면 한결 몸이 따뜻해질 것이다.

찜질과 반신욕 외부에서 온기를 주는 것도 하체를 따뜻하게 하는 데 도움이 된다. 따뜻한 물주머니나 찜질 팩으로 아랫배를 따뜻하게 하고, 반신욕이나 족욕을 하자. 겨울엔 20~30분, 그 외의 계절엔 10분 이내로 하면 몸에 적당한 열기가 오르는 것이 느껴질 것이다. 너무 무리하지 말고 이 정도가 딱 좋다.

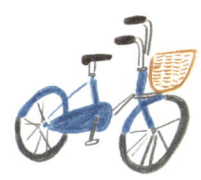

배와 발을 뜨겁게!
: 하반신이 따뜻하면 예뻐진다

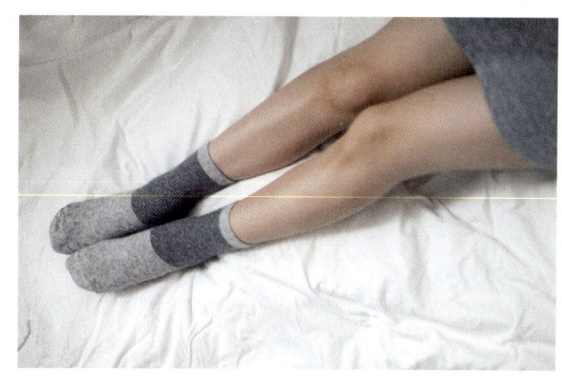

얼굴을 차갑게 하라, 반신욕을 하라, 하반신을 따뜻하게 하라. 이것은 모두 한 가지로 통한다. 즉, 예뻐지기 위해선 혈액 순환이 제대로 이루어져야 한다는 것.

물을 끓이면 수증기가 위로 확산되며 증발하듯, 열기는 아래에서 위로 오르려는 성질이 있다. 그래서 하반신이 따뜻하면 시원한 머리 쪽으로 혈액이나 기가 원활하게 흐른다. 하지만 스트레스나 운동 부족 등으로 하체는 차갑고 머리는 뜨거운 상태가 되면 이미 머리끝에 자리 잡은 뜨거운 열기가 아래로 내려오지 못하고 혈액 순환이 제대로 되지 않으니 심장의 운동도 원활하지 못하게 된다.

얼굴은 뜨겁고, 두통에 눈이 충혈되는 증상이 두한족열의 반대인 '상열하한'의 대표적인 예. 그래서 상체로 몰린 뜨거운 열을 하체로 내려주면 혈액 순환이 원활해지고, 심장의 기능이 강화되어 건강 면에서도 아주 좋은 효과를 볼 수 있다. 뿐만 아니라 피부 결 개선과 홍조나 트러블 해결 등 미적인 부분도 눈에 띄게 좋아진다. 아토피나 건선, 습진 등의 난치성 피부 질환을 가진 경우 두한족열을 돕는 생활 습관을 통해 호전되는 경우가 많다.

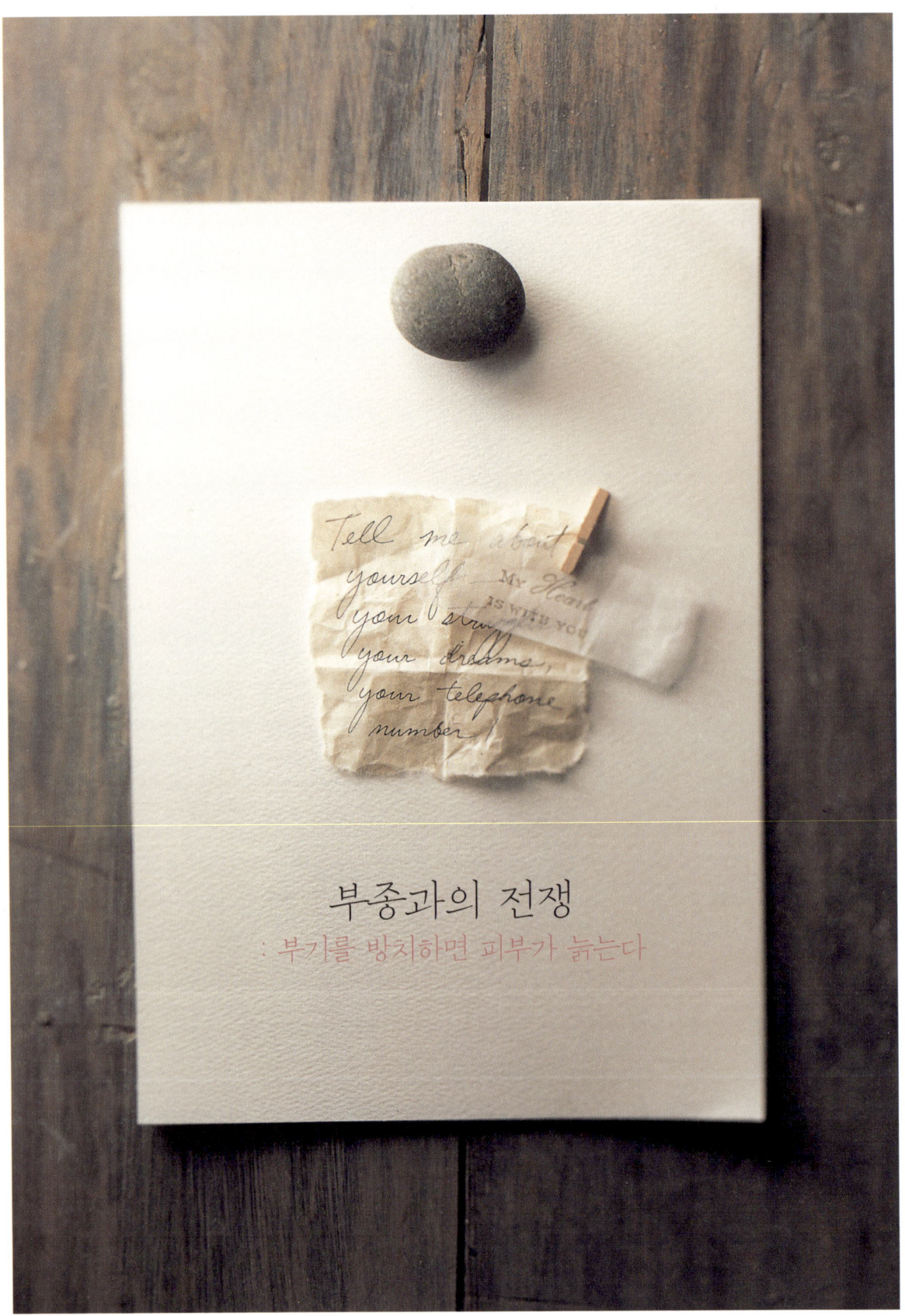

부종과의 전쟁
: 부기를 방치하면 피부가 늙는다

하여튼 여자들에겐 부종이 문제다. 물만 먹어도 붓는다고 말하는 여자들이 한둘이 아니니까. 부종 중에서도 가장 신경 쓰이는 것이 바로 안면 부종이다. 체액이 림프관을 통해 원활하게 배출되지 못하고 안면 피부 밑에 고이게 되면 얼굴이 심하게 붓는다. 부종이 심해지면 지방 부종으로 발전해 얼굴 라인을 울퉁불퉁하게 만들며, 얼굴살로 자리 잡게 된다. 부종이 심한 얼굴은 외관상으로도 푸석하고 부자연스러워 보이는데, 부기가 반복되면 피부의 탄력이 떨어져 나이 들어 보이기 십상이니 부종 관리는 선택이 아니라 필수다.

부종이 심하다면 체수분 과다 상태가 아닌지를 의심할 필요가 있다. 신진대사가 원활하지 않으면 수분의 순환 또한 더디기 때문에 몸속 수분이 적재적소에 사용되지 못하고 소변이나 땀으로도 제대로 배출되지 못해 비정상적으로 수분이 쌓이게 된다. 평소 몸이 무겁고, 잘 붓고, 아침에 일어나기 힘들고, 자주 다리가 아픈 경우, 또는 화장실을 가는 횟수가 적고 몸이 차갑거나 대변이 묽은 증상이 있다면 지금 당신의 몸은 체수분 과다 상태일지 모른다. 특히 여성의 경우 남성에 비해 근육량이 적기 때문에 림프의 흐름이 차단되어 몸에 많은 물이 정체되어 있을 가능성이 높다.

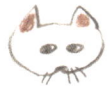

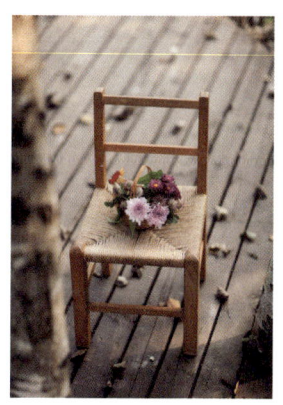

부종 잡아주는 생활 상식들

짜게 먹나? 엎드려 자나? 음식을 짜게 먹으면 목이 말라서 물을 많이 먹게 되는데 이런 경우 세포와 세포 사이에 소금물이 차기 때문에 얼굴과 몸이 붓게 된다. 신장 기능이 떨어진 경우에도 혈액의 정화 능력이 낮아지고 수분과 염분을 제대로 배출하지 못해 부종이 심해진다. 잘못된 생활 습관도 부종의 원인 중 하나. 특히 엎드려 자면 얼굴로 향하는 혈관에 압박을 주어 안면 부종이 생기고 얼굴 비대칭이 심해질 수 있다. 자세가 바르지 않은 경우에도 혈액 순환이 원활하지 않아 부종을 유발할 수 있으므로 이런 습관이 있다면 반드시 고칠 것.

부종 잡는 습관 들이기 부기가 심하고 몸이 차가운 경우 몸에서 소화 및 대사 기능에 필요한 물의 양이 적기 때문에 전해질 없는 순수한 물만 다량 섭취할 경우 수분이 배출되지 않아 수독을 일으킬 수 있다. 이런 경우 물을 많이 마시기보다는 과일과 채소 등으로 자연스럽게 수분을 섭취하는 것이 좋다. 맵거나 짠 음식들은 물을 많이 마시게 할 수 있으니 자극적인 식사는 피할 것. 반신욕과 스트레칭은 혈액 순환과 노폐물 배출을 돕는 데 효과적이며, 관절이 접히는 부분과 림프선이 지나가는 부분을 지그시 눌러주는 것도 부기 해소에 도움이 된다.

잠들기 전에 음식을 먹는 것도 밤새 소화 기관이 쉬지 못해 숙면을 방해하므로 피로가 가시지 않고 푸석푸석 부은 얼굴을 갖게 된다. 아침에 세수할 때 시원한 물과 따뜻한 물을 번갈아 얼굴에 끼얹고, 관자놀이와 눈두덩, 광대뼈 부분을 지그시 눌러주는 것도 효과적으로 부종을 제거할 수 있는 팁. 짜게 먹지 않고, 스트레칭을 자주 해주는 것만 지켜도 심한 부종에서 벗어날 수 있다고 하니 역시 예뻐지는 데엔 건강한 생활 습관만큼 효과적인 건 없는 것 같다.

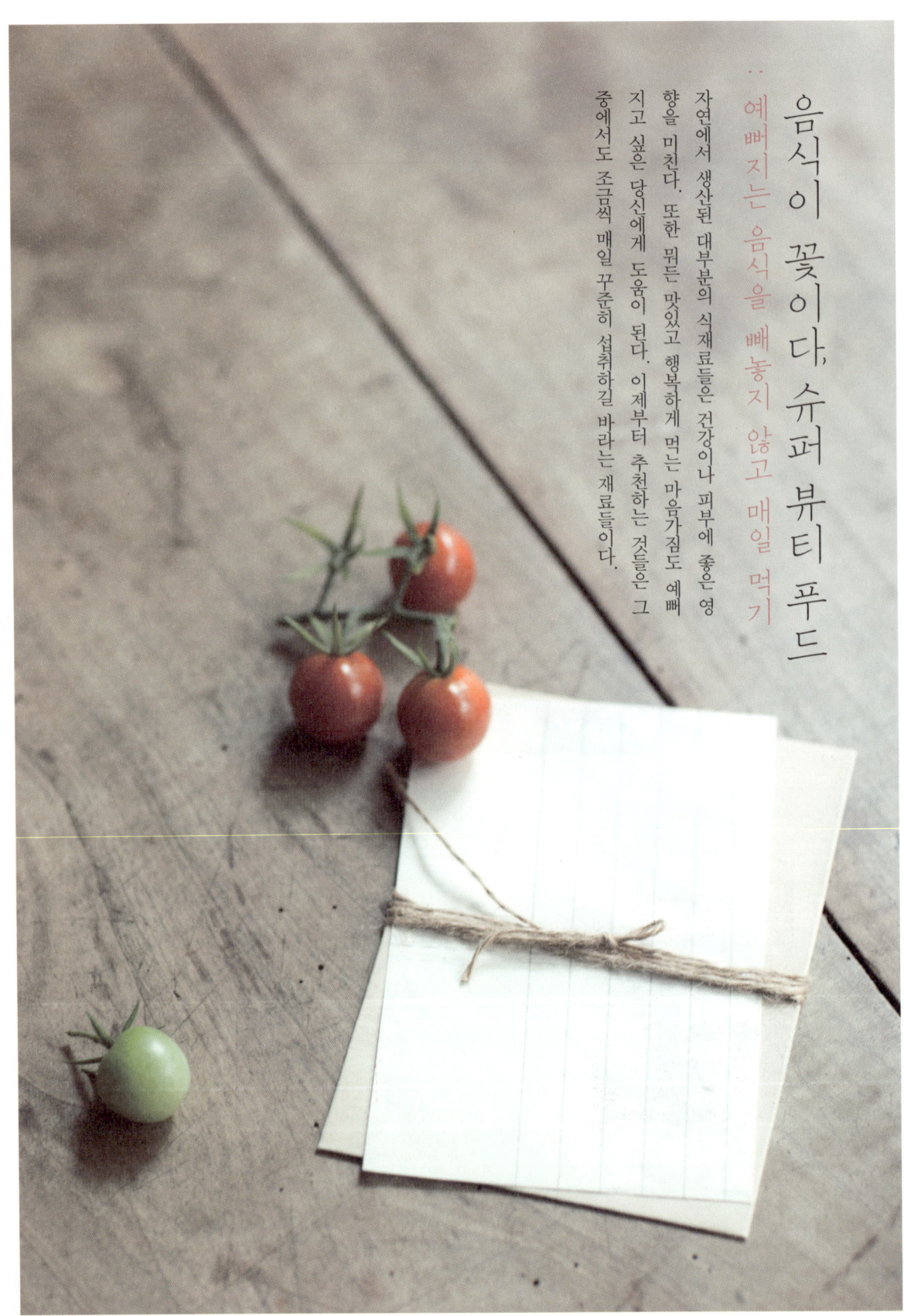

음식이 꽃이다, 슈퍼 뷰티 푸드

예뻐지는 음식을 빼놓지 않고 매일 먹기

자연에서 생산된 대부분의 식재료들은 건강이나 피부에 좋은 영향을 미친다. 또한 뭐든 맛있고 행복하게 먹는 마음가짐도 예뻐지고 싶은 당신에게 도움이 된다. 이제부터 추천하는 것들은 그중에서도 조금씩 매일 꾸준히 섭취하길 바라는 재료들이다.

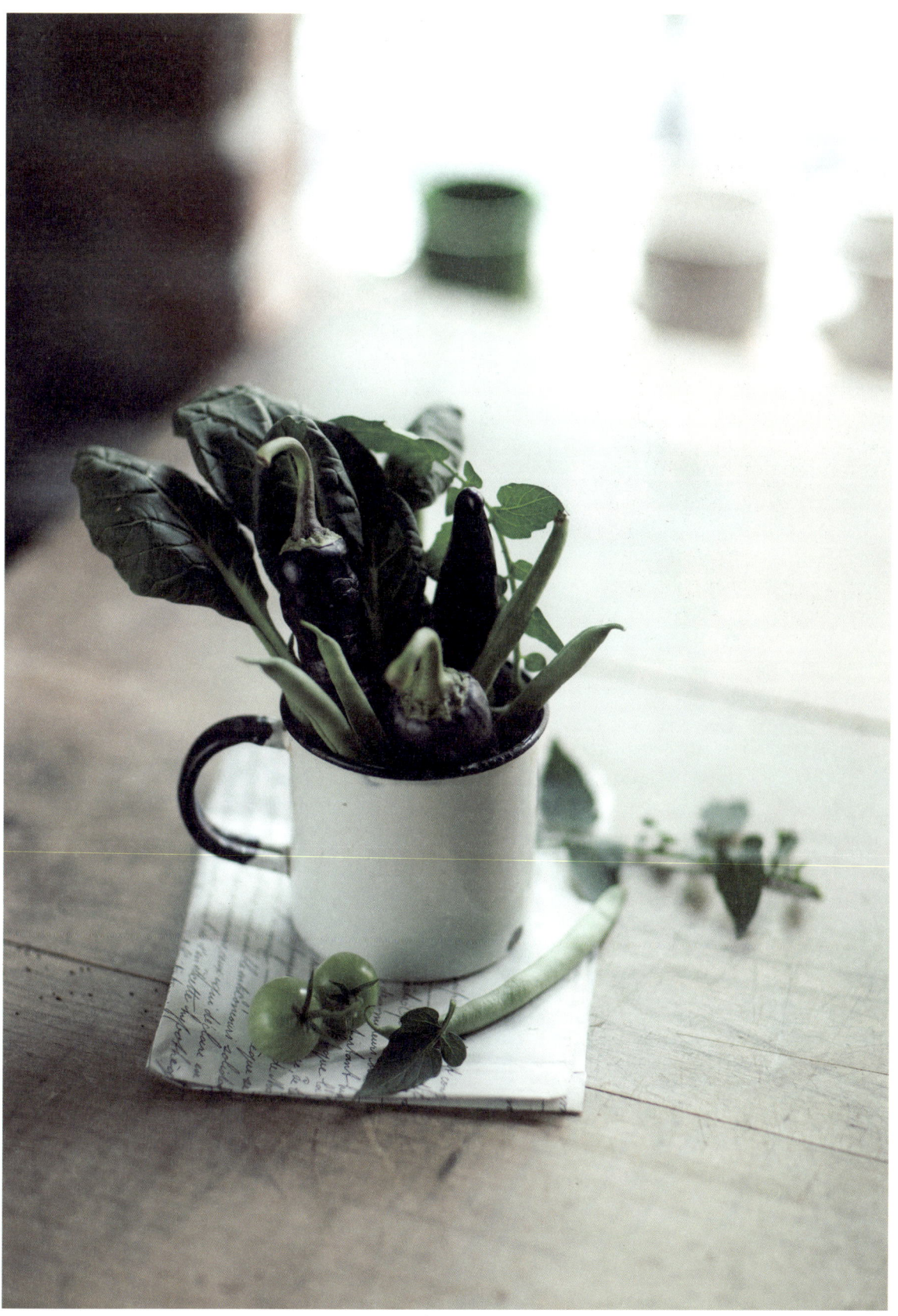

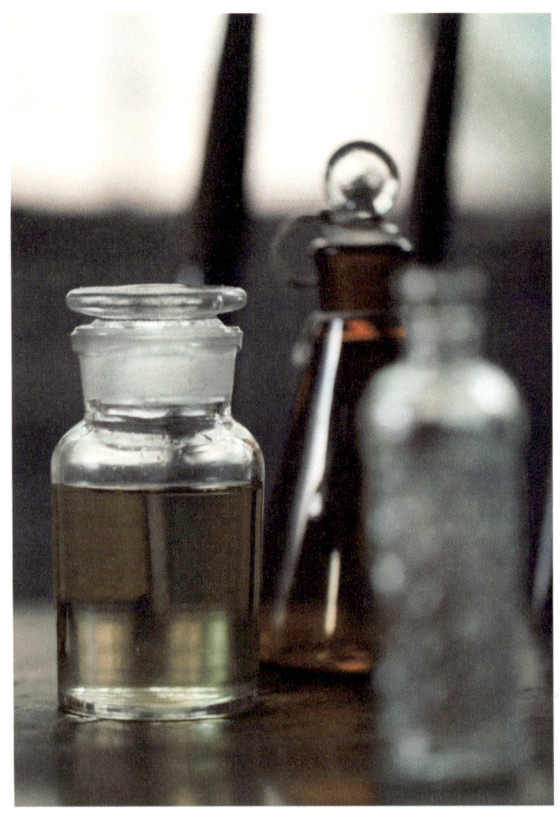 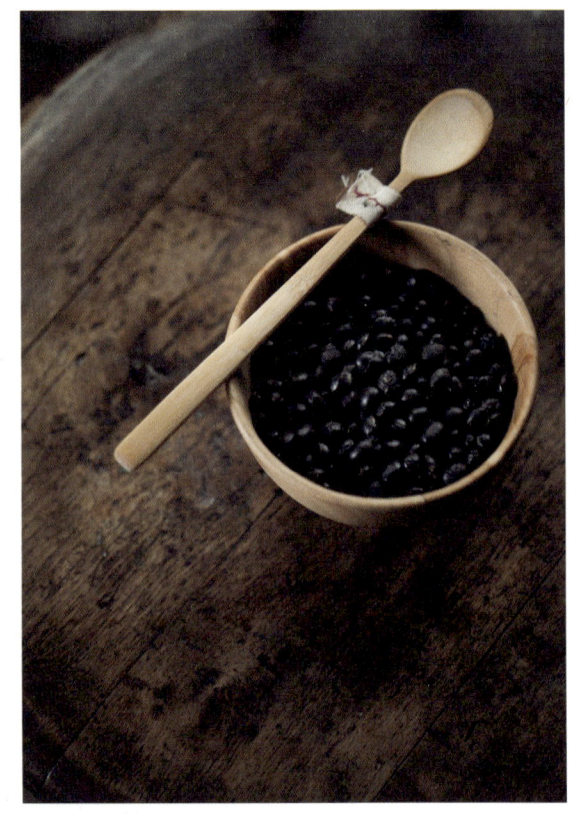

식초 식초는 피부에 약산성으로 작용하지만 몸에 들어가면 알칼리성을 띠며 술, 담배, 스트레스 등으로 산성화된 혈액을 중화하는 역할을 한다. 소화를 도와 장을 편안하게 해주고, 누적된 피로를 해소시켜 컨디션이 좋아지도록 하는 것도 식초의 장점.
논란 속에 식초가 지방을 분해한다는 설이 있기는 하지만, 실제 꾸준히 식초를 먹고 지방 분해 효과를 봤다는 사람은 보지 못했으므로 그런 기대는 하지 말자. 그렇다고 식초가 다이어트와 전혀 관련이 없는 것은 아니다. 우선 식초의 피로 회복 효과는 운동량 증가와 연결될 수 있다. 또한 식초가 칼슘의 흡수를 돕는데, 칼슘이 하는 역할 중 하나가 지방의 흡수를 억제하는 것이라고 하니 꾸준히 식초와 칼슘 섭취를 병행하면 어느 정도 다이어트 효과를 기대해 볼 만하다.
식초를 마시는 데 정해진 방법은 없다. 생각날 때 소량의 식초(약 5~10㎖)를 물에 희석시켜 마시면 된다. 단, 식전에 마시면 속이 쓰리거나 자극이 될 수 있으며, 식욕을 촉진시켜 과식을 유발할 수 있으므로 반드시 식후에 마시기를 권한다.
그리고 가장 중요한 것! 식초의 선택이다. 시중에 판매되는 요리용 식초의 대부분은 알코올을 넣어 하루나 이틀 동안 빠르게 발효시킨 것들이다. 때문에 요리에 맛을 내는 데는 적합하지만 건강을 위해 음용하기엔 적절치 않다. 반드시 과일이나 곡류를 사용해 천천히 발효시킨 자연 발효 식초를 마실 것!

검은콩 국산 서리태를 하루 정도 충분히 불린 뒤 프라이팬을 약불에 올리고 불려놓은 콩을 볶는다. 껍질이 벌어지고 속살이 갈색으로 변할 때까지 볶으려면 대략 40분 정도 걸린다. 이렇게 볶은 콩을 먹는 방법엔 두 가지가 있다. 간식으로 출출할 때마다 꼭꼭 씹어 먹기 그리고 검은콩차로 우려 먹기.
검은콩은 노폐물과 독소를 배출해 해독을 돕는 작용을 한다. 특히 차로 우려내 마시면 노폐물 배출과 수분 공급의 효과를 함께 볼 수 있다. 검은콩의 비타민과 콜라겐은 피부 탄력에 도움을 주고, 비타민 B는 탈모 방지에도 특별한 효능이 있는 것으로 알려져 있다.
다이어트를 할 때 검은콩을 먹거나 검은콩차를 마시면 더욱 좋다. 저칼로리 고단백 식품인 검은콩이 영양 불균형을 해소하고, 포만감을 주어 식욕을 억제하기 때문이다.

이너 뷰티를 실현하기 위해
매일 먹어야 할 것들

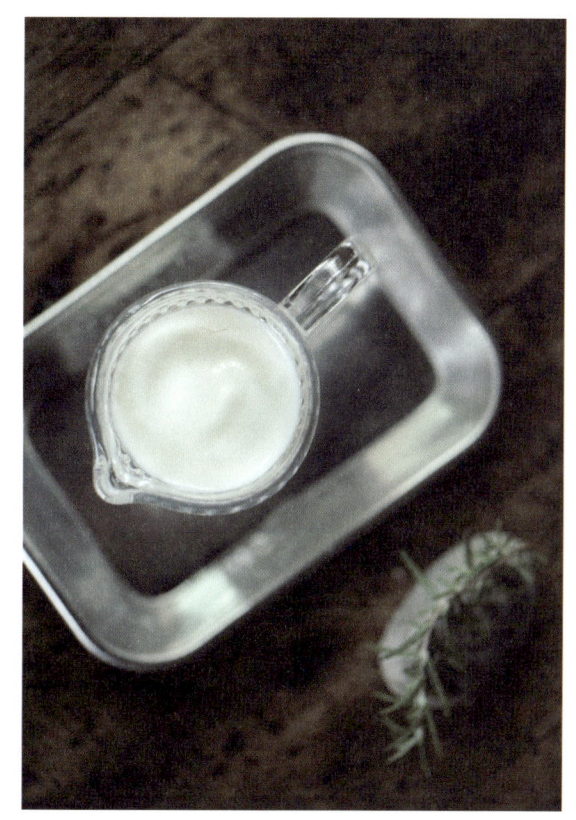

요구르트 아침 식사 대용으로 요구르트와 과일을 먹으면 장운동이 원활해져 노폐물 배출과 피부 미용 효과를 함께 기대할 수 있다. 문제는 어떤 요구르트를 선택하느냐. 시중에 판매되는 달콤한 맛의 요구르트는 설탕이 굉장히 많이 들어가 있어, 각설탕 3~4개를 씹어 먹는 것과 같은 양의 당분을 섭취하게 된다.
미지근한 온도의 우유에 무설탕 요구르트나 유산균 종균을 넣어 나무 스푼으로 잘 저은 뒤 24시간 정도 따뜻한 곳에 두어 홈메이드 요구르트를 만들어 먹는 방법을 추천하는 바다. 그리스 식으로 발효시켜 치즈처럼 단단한 제형과 밀도 높은 식감을 자랑하는 그릭요거트도 최근 마트나 슈퍼에서 쉽게 구할 수 있는데, 세계 5대 식품으로 외국 매체에서 선정했다고 하니 당분이 적은 그릭요거트를 구입해 먹는 것도 추천.

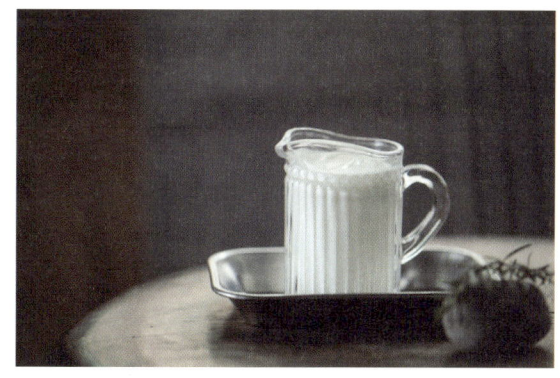

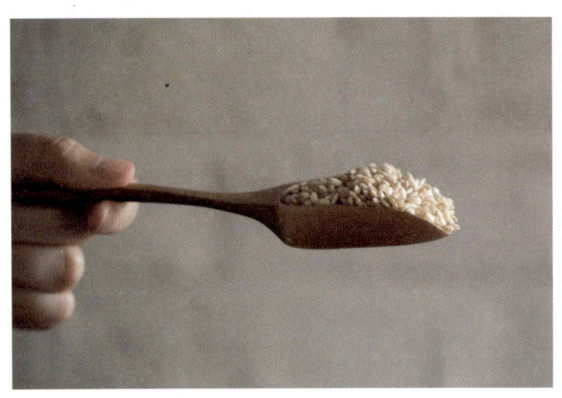

현미 생활
: 에프북 에디터들, 현미 생활로 달라졌어요!

사회생활을 하면서 건강한 식단을 지키는 것이 불가능하다는 것을 누구보다 에프북 에디터들이 잘 알고 있다. 일주일 내내 배달 음식을 먹으며 잡지 마감을 하고 나면 자연스럽게 찾아오던 식도염과 장 트러블 그리고 차곡차곡 쌓여가는 지방. 그렇게 우리는 어마어마한 덩치를 가지게 되었고, 만성 위염을 선물 받았다.

이런 생활을 적게는 5년, 많게는 20여 년을 지속해 온 우리들은 점심때마다 메뉴를 고르는 것이 고역이었다. 막내 에디터가 "오늘 점심은 어떻게 할까요?"라고 물어보면 여기저기서 터져 나오는 한숨. 먹고 싶은 것은 신선한 채소와 슴슴한 나물인데 현실은 기름에 절고 맵고 짠 것들로 구성된 나쁜 식단뿐이니 괴로웠다.

"더 이상은 못 참겠다! 우리가 나름 생활 분야 전문 에디터들인데 정작 우리 생활은 시궁창이라니!" 에프북 왕언니가 들고 일어섰다. 우리는 바로 전기밥솥과 현미를 샀다. 반찬은 각자 집에서 한두 가지씩 가져왔고, 재래시장 근처에 사는 에디터는 아침마다 할머니들이 직접 뜯어 와서 파는 쌈 채소를 1, 2천원씩 구입해 조달했다.

불려놓은 현미를 밥솥에 넣고 취사 버튼을 누르니 점심시간에 맞춰 화목한 가정집의 저녁 냄새가 사무실에 가득 퍼졌고, 밥 짓는 소리에 맞춰 단체로 콧노래를 흥얼댔다. 현미밥과 채소, 그리고 집에서 만든 반찬들이 차려진 회의실 테이블은 감격적이었고, 조금 과장해서 말하자면 우리는 그날 눈물 젖은 현미밥을 목구멍으로 넘기며 3백 번쯤 맛있다! 행복하다!를 외쳤다.

현미밥 식단으로 바꾸면서 가장 먼저 달라진 것은 먹는 양이었다. 백미에 비해 현미는 훨씬 여러 번 씹어야 했고, 반찬 또한 채소 위주로 바뀌니 놀라울 정도로 조금만 먹어도 포만감이 들었다. 점심을 먹고 나면 다리가 퉁퉁 부어서 저녁엔 신발에 발을 거의 구겨 넣어야 했던 에디터의 부종 또한 한결 완화되었다.

중국 음식만 먹으면 속이 부대낀다며 하루 종일 트림을 꺽꺽 해대던 에디터는 한결 과묵한 사람이 되었고, 체중이 드라마틱하게 변하진 않았지만 에프북에 방문하는 손님들마다 어쩐지 다들 예뻐진 것 같다는 덕담을 아끼지 않았다. 고질병인 변비를 물리치고 모닝 응가와 자주 만나게 되니 얼굴도 맑아지고, 몸이 가벼워지니 활력도 증가했다.

하루의 식단 전체를 현미식에 건강식으로 전면 대체했다면 더욱 놀랄 만한 변화를 겪었을 테지만 그것까지는 무리였다. 하지만 동기 부여에 도움이 된 것만은 확실했다. 한결 편안해진 속, 훨씬 나아진 컨디션 등은 건강이나 미용에 대해 관심을 갖는 계기가 되어 더 좋은 식재료를 찾게 했고, 조금이라도 운동을 하고 싶게 만들었다.

그렇게 2년. 귀찮을 때는 배달 음식을 시켜 먹기도 하고 국 대신 라면, 반찬 대신 깐풍기를 곁들이는 건강식인 듯 건강식 아닌 요상한 구성의 식단으로 생활 전문 출판 기획사의 얼굴에 먹칠도 가끔 하지만 우린 앞으로도 버라이어티한 방식으로 현미식을 계속 이어나갈 계획이다. 우리 몸을 위해 하는 거의 유일한 노력이니까.

에프북 스타일 현미 식사? 까다롭게, 때론 아무렇게나!

반나절 이상 불린 뒤 밥을 짓는다 현미는 불리지 않으면 찰기도 없고 식감도 나쁘지만 충분히 불리면 흰 쌀밥보다 훨씬 고소하고, 씹는 재미도 있다.

생채소 쌈을 곁들인다 신선한 각종 쌈 채소에 현미밥, 쌈장 또는 강된장을 올려 먹으면 다른 반찬 없이도 입안이 부자가 된 기분. 포만감도 매우 뛰어나다.

한 알 한 알 꼭꼭 씹어 먹는다 사실 우린 잘 실천하지 못하고 있다. 하지만 독자 여러분들은 부디 꼭꼭 씹어 드시길. 현미는 제대로 씹지 않으면 영양 섭취도 안 되고, 그대로 배출되기 때문에 소화 불량에 걸릴 위험이 높아진다.

일반 현미와 찰현미를 섞어 밥을 짓는다 현미는 찰기가 없어 입맛이 없는 날엔 영 달갑지 않지만 찰현미와 섞어 밥을 지으면 찰기가 생겨 훨씬 먹기 수월하다.

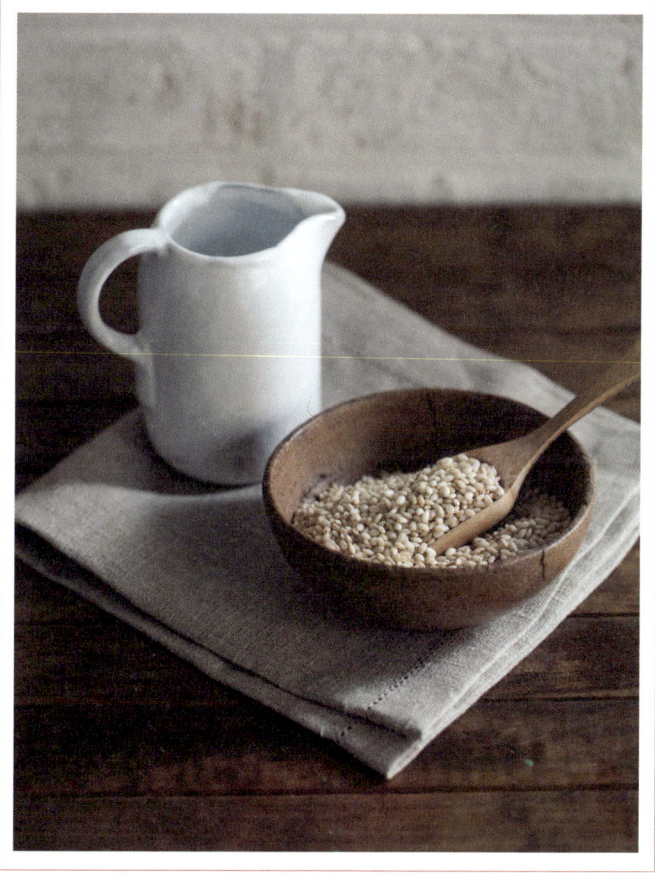

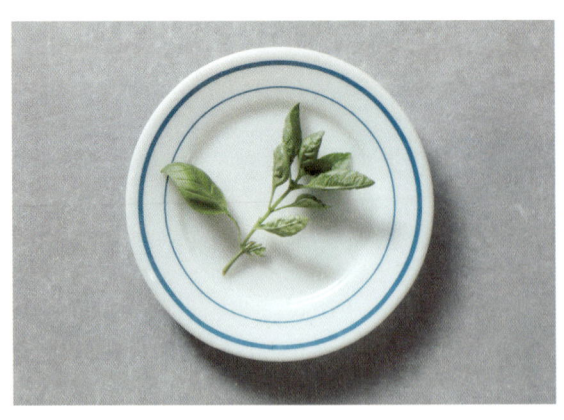

적게 먹어야만 하는 이유
: 그렇게 과식하다가는 지레 늙는다

과식으로 인해 살이 찌는 것만큼 위험한 것이 과식으로 인한 노화다. 우리 몸은 음식물이 들어오면 소화를 위해 분주하게 움직이기 시작한다. 이 과정에서 산소를 사용하게 되는데, 과식을 하면 다량의 활성 산소가 발생한다. 활성 산소는 변형된 산소로 세포에 손상을 입히고 노화를 촉진하는 유해 산소. 피부 탄력을 유지시키는 콜라겐을 파괴하고 피부 세포의 재생 능력을 떨어뜨리기 때문에 주름이나 잡티에서 자유로울 수 없게 된다.

또한 과식을 하게 되면 혈당이 빠르게 상승하고, 혈당을 낮추기 위해 몸에서 인슐린이 급격히 분비된다. 이때 남성 호르몬인 테스토스테론의 수치가 올라가게 되는데, 이는 피지 분비량을 상승시켜 여드름을 유발하는 원인이 될 수 있다. 그리고 과식이 계속 반복되면 위장에 큰 부담을 주어, 결국 위의 기능을 약화시킨다. 장은 우리 몸의 면역력을 담당하는 기관, 그렇기에 장 건강이 나빠지면 면역력 저하는 물론 신체 기능이 전반적으로 떨어지게 되어 각종 염증이나 질병에 걸리기 쉬워진다.

과식 줄이는 데 은근히 도움 되는 제안들

미리 조금 먹기 음식을 많이 먹어야 할 일이 있으면 미리 조금 먹어 둔다. 과일이나 부담이 없는 과자, 단백질 성분 등을 미리 먹으면 과식을 막을 수 있다.

위장을 가득 채우지 않기 배가 많이 고파지기 전에 음식을 섭취하고, 허기는 가셨지만 조금 더 먹고 싶을 때쯤 숟가락을 놓아라. 위장을 가득 채우지 않는 습관을 들이면 식욕을 억제할 수 있다.

천천히 꼭꼭 씹어서 먹기 입안에 들어온 음식물은 최소 40번은 씹은 뒤 삼켜라. 오래 씹으면 빨리 씹는 사람들에 비해 먹는 양이 현저히 줄어들며, 포만감을 일찍 느낄 수 있다. 씹기 좋은 거친 음식인 채소나 현미 등이 미용에 좋은 또 다른 이유도 여기에 있다.

싱겁게 먹기 짠맛은 식욕을 증가시킨다. 짠맛을 즐기다 보면 미각이 둔해져서 더 자극적인 음식을 찾게 되고 과식을 유발한다.

식도락가처럼 먹기 먹기 전에 냄새를 맡고, 혀끝으로 굴려보고, 무슨 재료로 만들어졌는지 살펴본다. 그리고 음식의 향기와 맛을 천천히 음미하면서 먹는다.

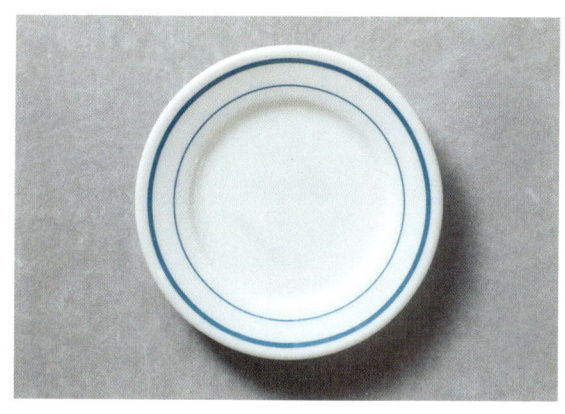

가끔은 굶어도 좋을 이유
: 우리 몸도 좀 쉬어갈 필요가 있다

다시 한 번 말하건대, 화장품은 가끔 굶어도 좋다. 화장품에 대한 호기심과 열정이 넘친 탓에 민감한 피부를 선물 받은 에디터 C양. 피부과를 찾는 대신 화장품 단식으로 서서히 피부 자생력을 키워가고 있는 중이다. 출근할 때는 트러블 자국을 커버하기 위해서라도 화장을 하지만 약속이 없는 주말엔 약산성 클렌저나 물로 세안한 뒤 하루 종일 아무것도 바르지 않는다. 대신 방 안에 가습기를 틀고 환기를 잘 시켜 피부가 건조하거나 오염물이 피부에 달라붙지 않도록 신경 쓴다. 밀가루 음식과 당분을 줄이고 과일이나 채소 위주의 식단으로 바꾸는 것도 화장품 단식과 함께 진행하면 건강한 피부에 도움이 된다.

마찬가지로, 음식도 가끔 멀리하는 것이 좋다. 장기간 굶을 경우 영양소 공급이 제대로 되지 않아 피부에 나쁜 영향을 미치는 것은 당연한 결과. 하지만 하루 이틀 정도의 짧은 단식은 위장을 쉬게 하고 몸을 편안하게 해주는 효과가 있다. 적게 먹고 위와 장을 쉬게 하는 것이 피부 건강에 도움이 된다고 앞에서도 얘기했듯, 단식 또한 불필요한 독소를 만들지 않아 피부를 맑게 하는 효과를 기대할 수 있다.

단식을 하기 전날엔 자극적이지 않은 식사를 가볍게 하자. 갑자기 음식 공급이 끊겨도 몸이 놀라지 않도록 준비하는 것이다. 단식을 할 때는 몸이 차가워지지 않도록 따뜻한 물을 마시는 것이 좋으며, 7시간 이상 잠을 푹 자는 것도 단식의 효과를 높일 수 있는 방법이다.

활동량이 많거나 건강상의 이유로 단식을 시도할 수 없다면 하루나 이틀 정도 과일과 채소를 착즙한 주스를 마셔도 좋다. 늘어난 위를 줄이는 데 도움이 되며, 비타민과 무기질이 충분히 공급되어 피부 톤이 개선되는 효과를 얻을 수 있다.

주의할 점은 체중 조절 등의 목적으로 단식을 너무 오래 하면 무기력증이나 두통, 각종 병의 원인이 될 수 있다. 자주, 길게 실행하기보다 평소보다 몸이 무겁고, 부종 등으로 고민이 될 때만 짧게 시도하는 것이 좋다!

전 세계의 다양한 물건들을 클릭 하나로 집에서 받아볼 수 있게 된 요즘. 해외 직구의 신세계가 열리면서 찾아온 가장 큰 변화는 수십 가지의 영양제를 챙겨 먹는 사람들이 엄청 늘었다는 사실이다. 얼마 전까지만 해도 건강에 특별히 관심 많은 몇몇 사람들이 챙겨 먹는 정도였는데 인터넷 후기 등으로 입소문이 나기 시작하더니 이제는 한 사람이 수십 가지의 영양제를 먹을 정도로 지나치게 영양제에 의존하는 모습을 보이고 있다.

처음엔 건강 목적으로 영양제를 구입하던 사람들이 그 다음으로 관심을 돌린 것이 바로 예뻐지게 해준다는 영양제다. 피부에 수분을 채워 준다는 히알루론산이나 탄력을 잡아준다는 콜라겐, 미백에 도움을 준다는 엘시스테인 등은 일명 '뷰티 직구족'에겐 구입 필수 아이템. 웬만한 고가 화장품 못지않은 효과가 있다는 입소문에 에프북의 비공식 뷰티 에디터 또한 지갑을 활짝 열고 기꺼이 호구가 되어주었지만 결과를 말하자면, 전혀 변화를 느끼지 못하고 있다.

영양제로 피부 개선 효과를 전혀 볼 수 없는 것은 아니다. 노화로 서서히 줄어가는 콜라겐과 히알루론산을 건강기능식품 섭취를 통해 어느 정도 채울 수는 있다. '어느 정도'가 어느 정도냐면 대단히, 매우, 썩 적은 양이다. 왜냐하면 우리가 섭취한 건강식품은 위장에서 소화, 분해되기 때문에 섭취한 대로 몸에 흡수되는 것이 아니라 극히 일부만 몸에 영향을 미칠 수밖에 없는 것. 쉽게 말하면 영양제로 섭취한 90% 이상은 소화되어 변으로 배출된다고 보면 된다.

하여 건강이나 미용을 위해 영양제 섭취를 고민하고 있다면, 그보다 먼저 자신의 나쁜 생활 습관이나 식습관을 점검하고 개선하려는 노력이 우선되어야 한다. 영양제의 효과를 보려면 기본적으로 규칙적이고 꾸준한 섭취가 필수! 또한 개인마다 필요한 영양소가 각기 다르고 성별이나 연령대별로도 필요한 영양소가 모두 다르기 때문에 가족이 함께 같은 영양제를 같은 분량으로 먹는 것도 좋지 않다. 뭐든 과도하면 부작용을 일으키는 법이니 건강이나 피부에 고민이 있는 경우, 전문가와의 상담을 통해 무엇이 내 몸에 좋은지 알고 섭취할 것. 뭐든 단기간에 이루어지는 것은 없고, 쉬운 것도 하나 없다는 진리를 이렇게도 배운다. 건강해지고 예뻐지는 데엔 하이패스 따위는 절대 있을 수 없다. 그러니까 영양제 섭취만으로 드라마틱한 변화를 꿈꾸지 말자.

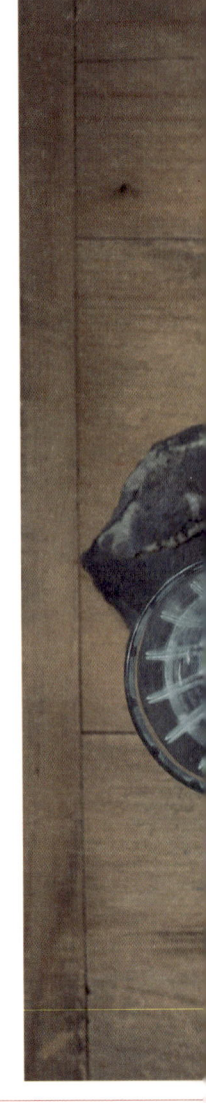

영양제는 만병통치약이 아니다
: 영양제로 꿀피부를 만들겠다고?

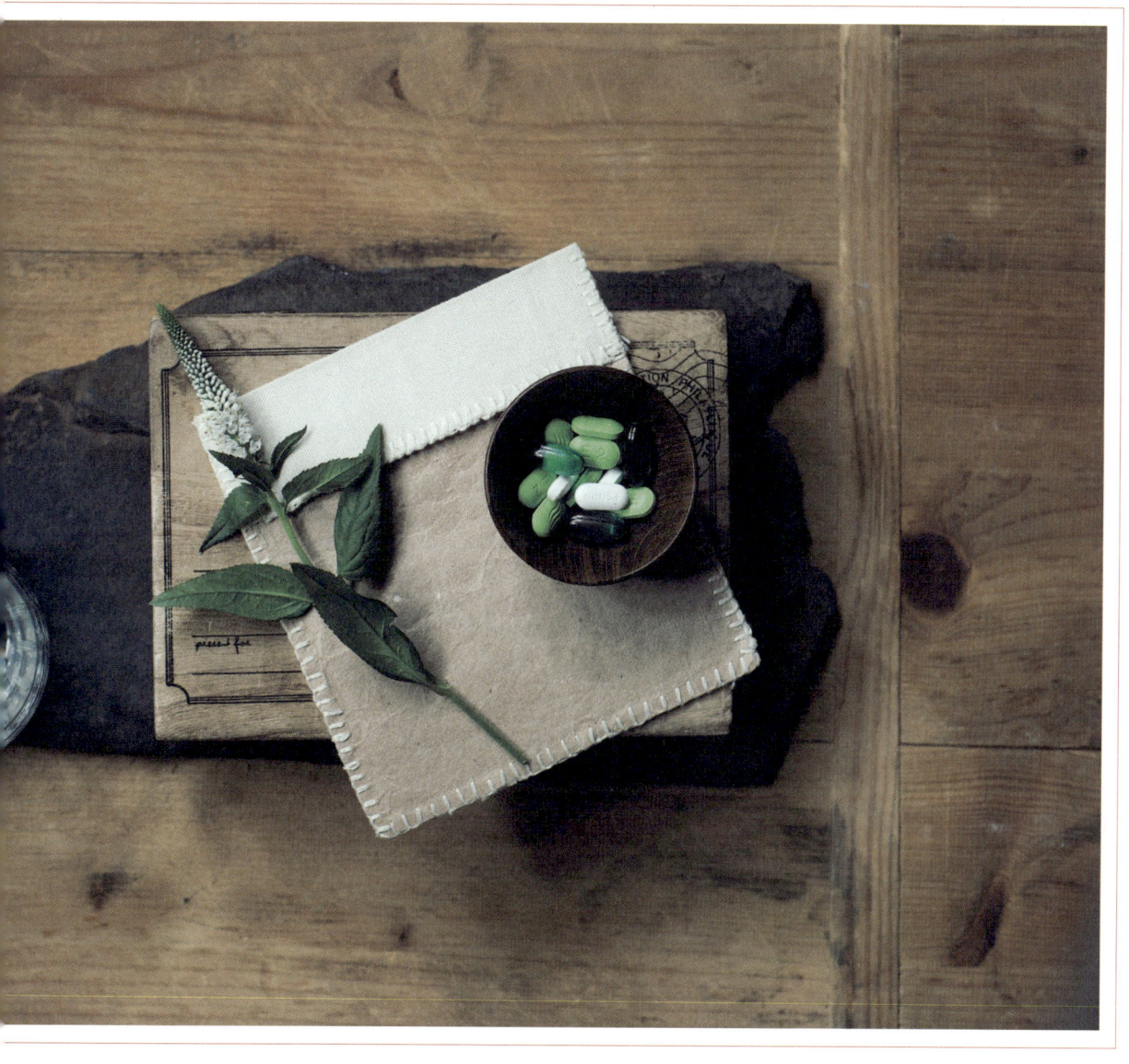

그럼에도 불구하고 이런 영양제는 챙겨 먹는 것이 좋다

수용성 비타민 C&비타민 B군이 함께 들어간 영양제 비타민 C는 기미나 주근깨 예방과 피부 내 콜라겐 생성에 도움을 주는 효과가 있다. 비타민 B군은 비타민 C를 돕는 역할과 피지 분비에 균형을 맞춰주는 역할을 한다. 두 가지 모두 물에 잘 녹는 성질을 띠고 있기 때문에 함께 섭취하면 좋다. 눈에 띄게 피부가 좋아지는 효과를 보진 못했지만 꾸준히 섭취할 경우 확실히 피로감이 덜하긴 하다. 천연 원료를 사용한 영국산 비타민이 가장 좋다고 알려져 있으므로 구입 시 참고하면 좋겠다.

지용성 비타민 E&오메가3가 함께 들어간 영양제 항산화 효과로 몸과 피부의 노화를 방지하는 역할을 하는 비타민 E와 오메가3도 궁합이 잘 맞는 영양 성분. 오메가3의 경우 몸집이 큰 생선에서 추출할 경우 중금속 오염의 위험이 있기 때문에 최대한 작은 생선에서 추출한 것을 섭취하는 것이 좋다. 최근엔 해조류 성분에서 추출한 식물성 오메가3도 주목 받고 있다. 연질 캡슐 형태가 지용성 영양제에 가장 적당하고, 산화가 잘 되기 때문에 개봉 후엔 최대한 빨리 섭취한다.

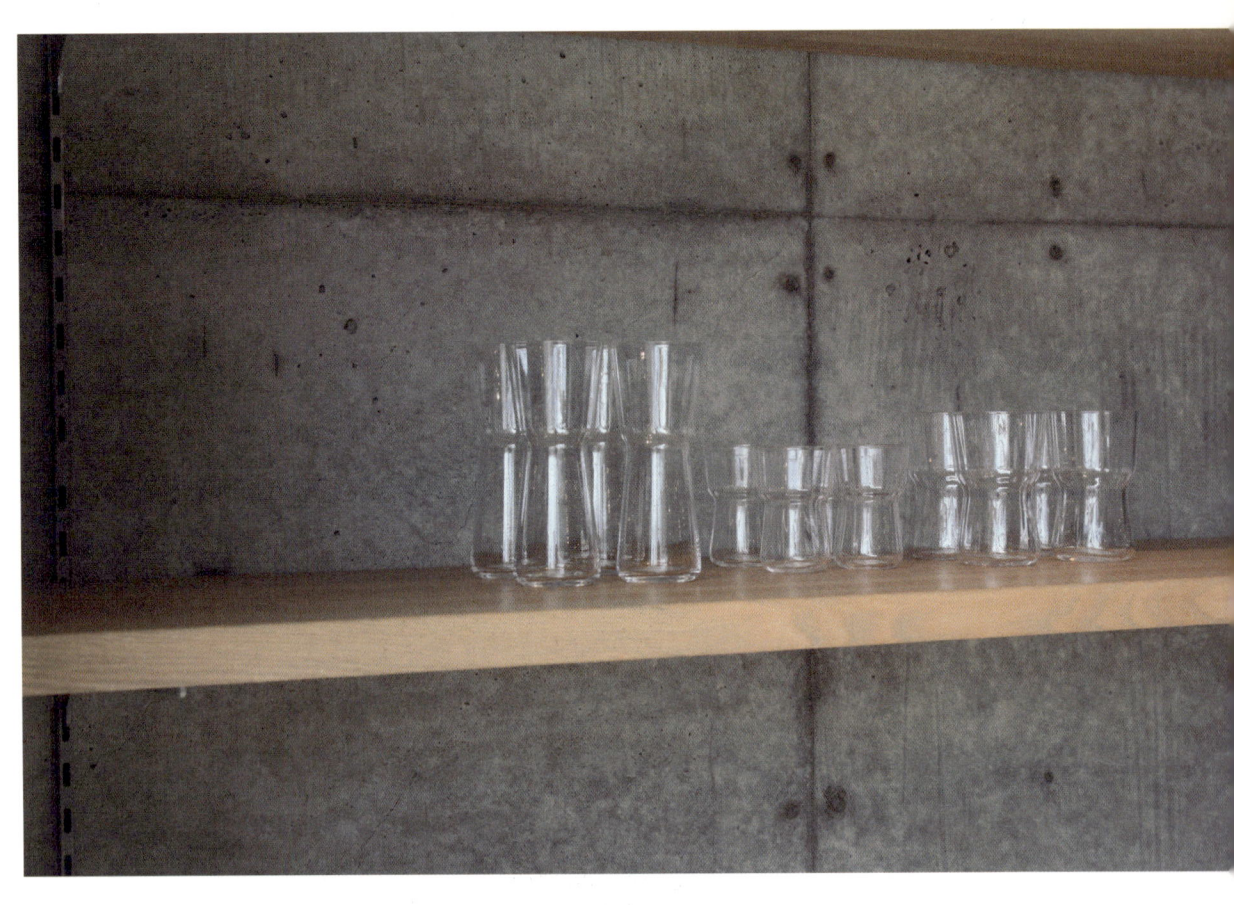

비울 수 있는 용기, 심플이 답이다
: 소비의 패턴을 바꿔라, 삶이 달라진다

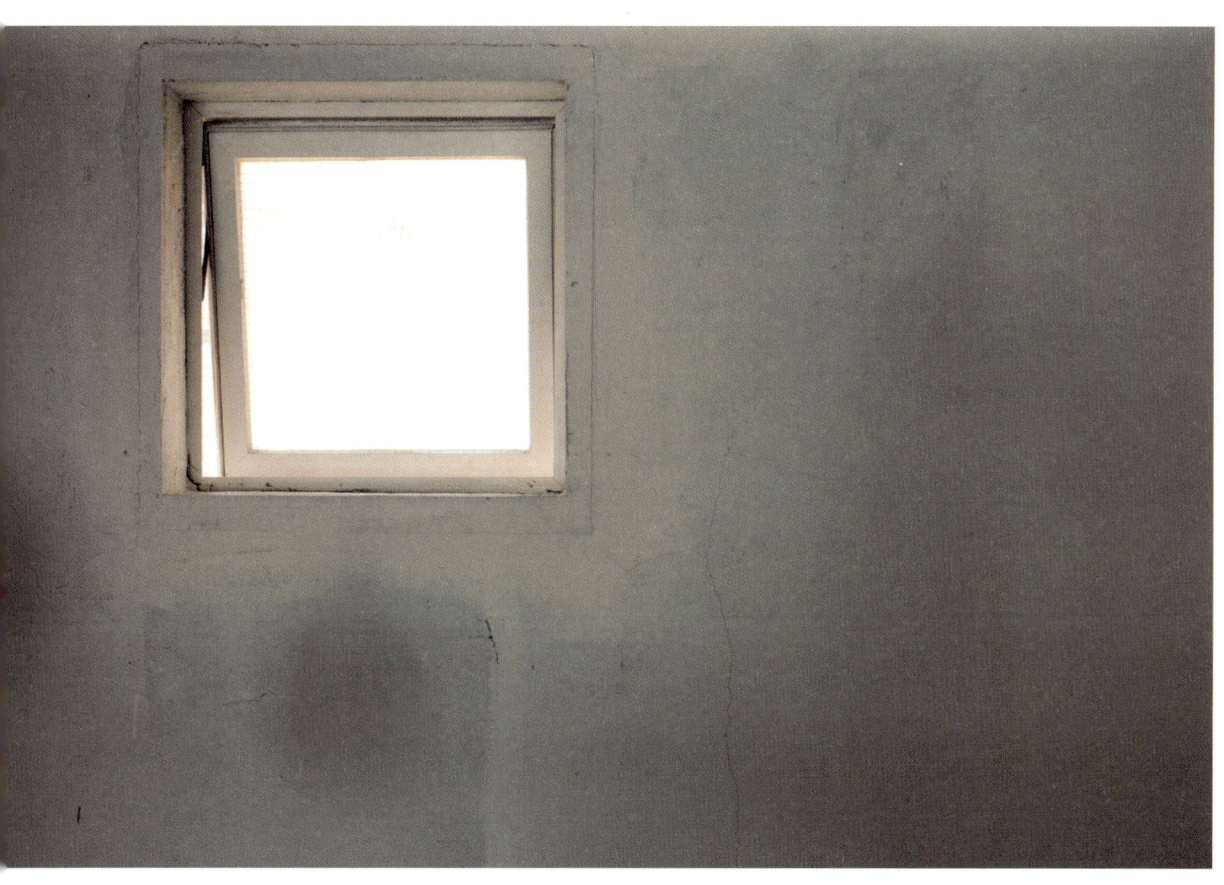

늘 유행하는 것을 앞에 두고 살까 말까 고민하다가 꼭 막차를 타고 구입하는 바람에 유행은 유행대로 놓치고 지갑은 지갑대로 가벼워졌음을 고백한다.
해외로 나갈 때면 두어 달 전부터 인터넷 면세점을 뒤지며 필요하지도 않은 화장품을 괜히 구입했음을 고백한다.
쌓인 화장품을 다 써보지도 못하고 케이스만 구경하다가 결국 지인들과 울며 겨자 먹기로 나누었노라 고백한다.
저렴한 옷과 소품을 충동적으로 구입한 뒤 한번 입고 낮은 퀄리티에 질려 옷장 속에 박아두었노라 고백한다.

방 안 가득 버려야 할 것 천지인데 언젠가 다 사용하게 될 것 같아서 절대 버리지 못하고 끙끙 앓았노라 고백한다.
뭘 입어도 옷태가 나지 않는다고 툴툴대면서도 입에서 간식을 절대 내려놓지 못했음을 고백한다.
화장품을 구입하는 재미에 집중하느라 예민하고 까칠해진 피부 컨디션은 모른 척했노라 고백한다.
고백하고, 고백하고, 또 고백하자니 아무래도 예뻐질 자격이 없어 보인다. 왜 그렇게 살았을까. 그래서 지금 나는, 심플하게 비우는 연습을 시작했음을 고백…한다.

슬로 라이프를 꿈꾸게 해준 것들 엉망이 된 집과 못쓰게 된 피부, 텅장이 되어버린 통장. 본능에 충실하며 살아온 나 자신에게 남은 것은 그것뿐이었음을 깨달았지만 어디서부터 바꿔나가야 하는지를 몰라 답답했다. 그런 내게 답을 준 것은 영화와 책이었다. 슬로 라이프 무비의 대명사인 <요시노 이발관>, <카모메 식당>, <안경> 등을 보면서 욕심 없고, 소박하게 사는 것이 얼마나 근사한지 알게 되었다. 그리고 '뉴욕에서 지구에 해를 끼치지 않고 살아가기 프로젝트'를 멋지게 성공한 콜린 베번의 에세이 『노 임팩트 맨』을 시작으로 환경을 지키고 심플 라이프를 돕는 여러 책을 읽으며 소비를 줄이면 내 삶이 얼마나 윤택해질지 꿈꿔보게 되었다.

옷장과 서랍, 뒤집어보기 옷장을 홀랑 뒤집어 지난 1년 동안 절대 입지 않았던 옷들을 다 모아 벼룩시장에 내놓았다. 수익금으로 판매를 도와준 친구들과 맛있게 밥과 술을 사먹으며 나는 달라질 거라고 큰소리를 뻥뻥 쳤다. 서랍 하나를 가득 채웠던 화장품 샘플, 몇 번 쓰지도 않고 방치했던 화장품도 다 버렸다. 다시 읽지 않을 책, 더 이상 인테리어 효과를 주지 못하는 먼지 쌓인 소품들도 정리했다.

일주일 이상 거의 버리는 작업에만 집중했고, 그러고 나니 방은 완벽히 달라져 있었다. 면봉 하나 놓을 자리도 없던 화장대엔 기초 화장품 조금, 색조 화장품 몇 개만 있을 뿐이었다. 텅 비어버린 책장이 어색해 괜히 맘에 드는 책은 표지가 보이도록 디스플레이도 해보았다. 순조롭게 닫히는 옷장과 서랍이 처음엔 어찌나 생소하던지.

여백 있는 방을 즐기다 여백이 있는 방 안을 가만히 바라보면서 결심한 것은 절대로 지금 이 상태에서 더 채우지 않겠다는 것이었다. 그래서 쇼핑을 할 때는 우선 이것이 꼭 필요한지, 괜히 자리만 차지해 나의 심플하고 아름다운 방 분위기를 해치지는 않을지 생각해 보게 되었다. 세일 중인 화장품 가게만 보면 홀린 듯 들어가 마구 장바구니를 채우던 내가 '세일은 언젠가 다시 하게 되어 있다. 필요한 물건이 없으니 오늘은 지나치자'라며 단호하게 돌아선다.

옷을 살 때는 돈을 조금 더 쓰더라도 오래 입을 수 있는 소재와 디자인을 고르니 실패 확률이 많이 줄었다. 큰맘 먹고 전문 강사에게 일대일로 필라테스를 배우기 시작했다. 옷태가 달라졌다는 이야기를 가끔 들었고, 운동에 워낙 거액을 투자한 탓에 당연히 외식이나 택시를 이용하는 횟수도 줄었다.

그렇게 조금씩 심플해지기 화장품이나 쓸모없는 물건을 사는 데 들어가는 돈이 줄긴 했지만, 여전히 쪼들리고 있긴 하다. 하지만 그때의 쪼들림과는 차원이 다르다. 삶의 질을 바꾸는 데 지갑을 열고, 일차적인 쾌락을 위한 소비는 지양하며 살기 시작한 것 같아 은근히 뿌듯하다. 필요 없는 화장품을 사고 충동적으로 옷을 사는 기쁨이 그 순간에만 국한된 쾌락이라면, 쓸모없는 물건을 정리하고 집 안의 문을 활짝 열어 환기를 시킨 뒤 스트레칭을 하고, 조금 비싸게 주고 산 신선한 샐러드를 먹는 기쁨은 그날 하루뿐 아니라 인생을 살면서 내내 간직하고픈, 쾌락을 넘어선 감동을 선사한다. 심플해지자. 잠깐의 쾌락에 지갑을 여는 쉬운 사람은 이제 그만하자.

조금 느리지만 점점 심플해지는 마인드

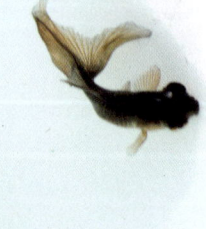

심/플/해/지/기 그 원칙들

- 조금쯤은 가볍게 생각하기
- 남의 시선에 무신경해지기
- 많이 말하기보다 많이 들어주기
- 스마트폰을 손에 쥐고 있지 않기
- 쓰지 않을 물건은 버리거나 벼룩시장에 내놓기
- 벽면과 선반을 액자나 소품으로 채우지 않기
- 좋아하지 않는 사람과의 관계를 지속하지 않기
- 배가 부르기 전에 숟가락 내려놓기
- 운동화처럼 발이 편한 신발 신기
- 때로는 고칼로리 음식이나 몸에 나쁜 음식도 맛있게 먹기
- 완벽한 삶, 완벽한 인간이 되려고 너무 애쓰지 말기
- 싫을 땐 싫다고 얘기하기! 제발 그렇게 살아 보기

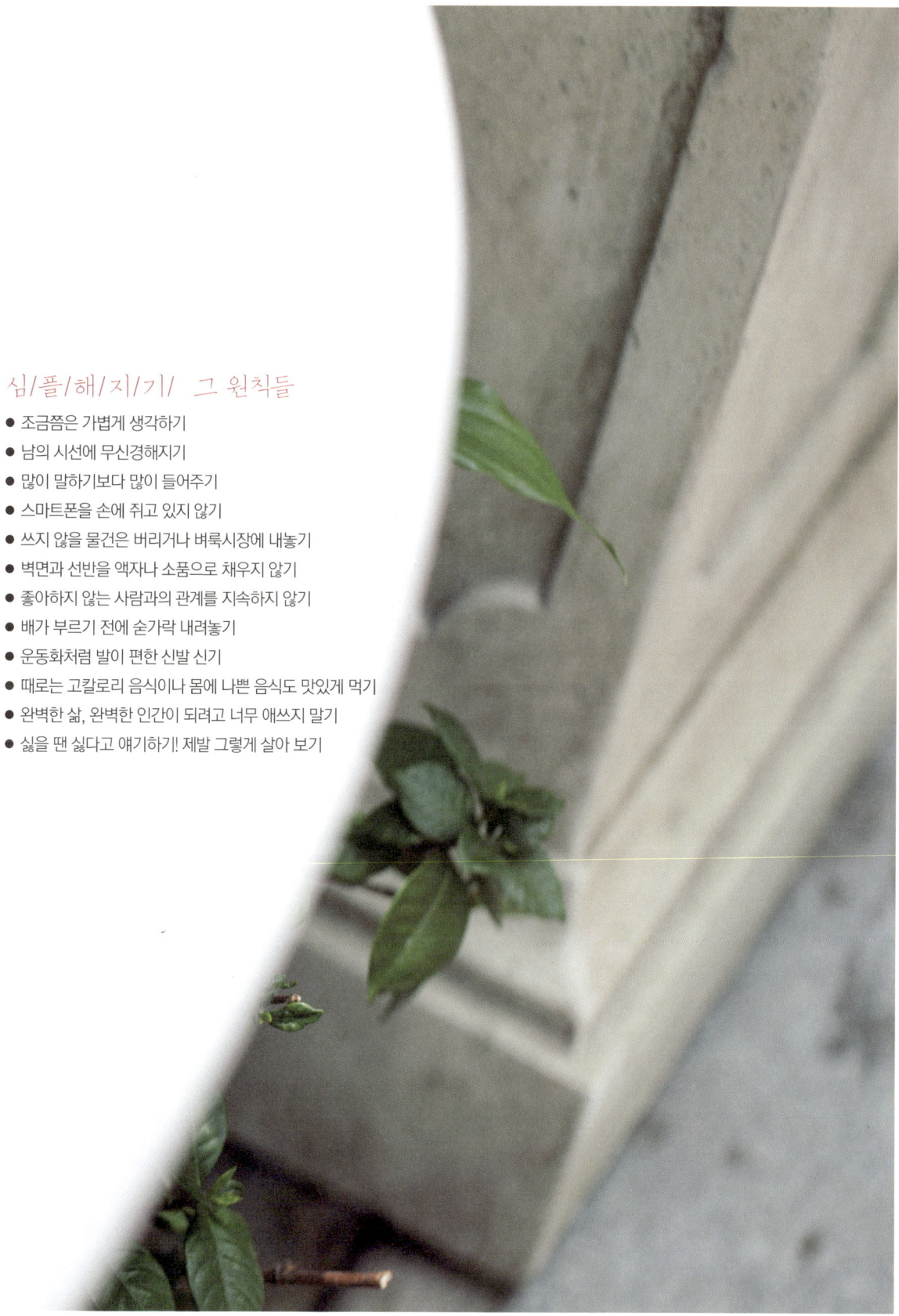

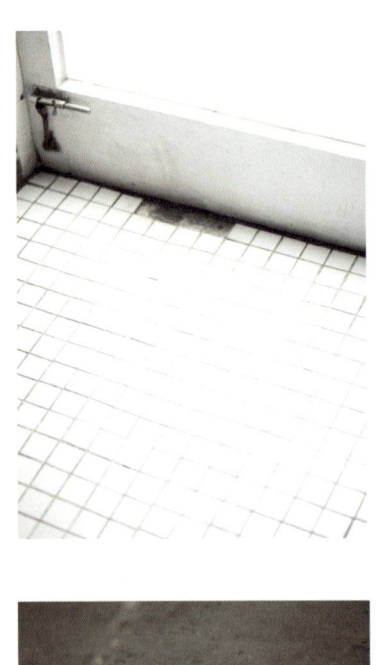
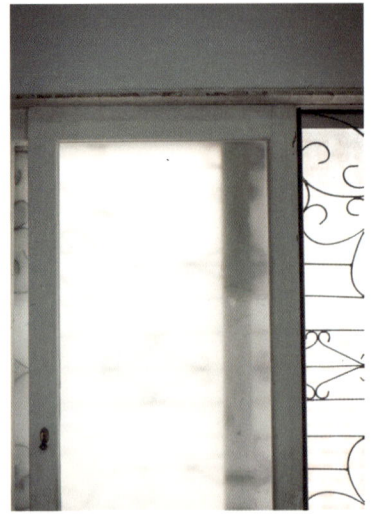
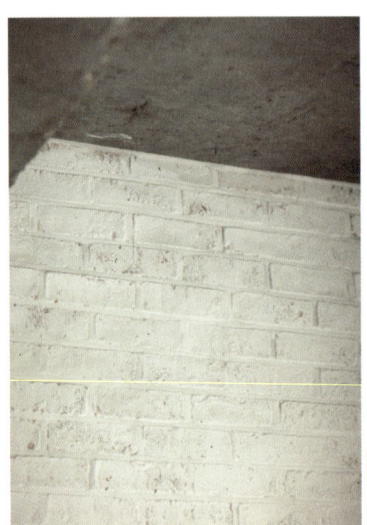
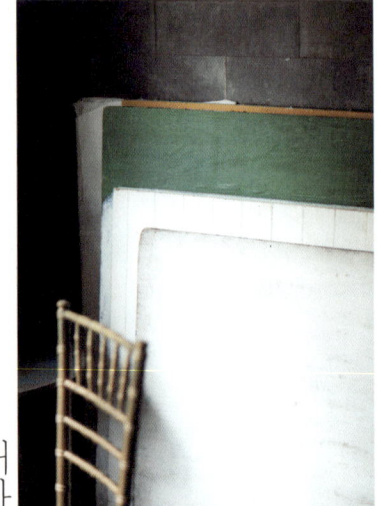

개가 주인 섬기듯

닫는 글

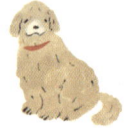

예쁜 여자로 살고 싶습니다. 이 책은 그 마음으로 시작했습니다. 언제나 반짝이는 얼굴을 잃지 않으면서, 참 멋진 인생을 살고 싶으니까요. 그런데 책을 만들다 보니 이런 말이 하고 싶어졌습니다. 나를 좀 섬기라고, 아끼라고, 또 사랑하라고. 주인을 보면 꼬리가 다 떨어져 나갈 것처럼 기뻐 날뛰는 강아지들 모양, 그렇게 스스로를 반가이 맞이하는 사람으로 살아 보자고 말입니다. 그런데 나를 사랑하는 그 방법이란, 채우는 것이 아니라 비우는 일에서부터 시작되는 것 같더라는 말도 하고 싶었습니다.

덕지덕지 발라야만 예뻐지는 건 아니었습니다. 비싼 화장품으로 매만지는 것만이 길은 아니었는데, 번듯한 화장품 하나 턱턱 사서 쓰지 못하는 현실을 안타까워 했었죠.

현실에 만족하지 못하는 마음을 바꿔야 비로소 내 얼굴에도 꽃이 피는 법인데… 속이 곪는 것은 방치하면서 피부 결만 단장하면 될 거라 믿었던 거예요. 네, 정말 그랬습니다.

심플하게 살아 보기. 여기서부터 시작해 보는 것이 어떨까 합니다. 해묵은, 쓰지도 않는, 그런 화장품들로 가득 채워진 화장대부터 비워 보는 게 좋겠습니다. 내 피부가 진짜 원하는 게 무언지를 곰곰 떠올리면서요. 좋은 거 골라 먹고, 진짜 필요한 것만 바르고, 가끔은 무거운 화장 없이 집을 나서 보기도 하는 거죠. 넘치면 부족한 것보다 못하다고 했던 말은 인생의 정답인 것 같습니다. 아니, 이 책은 인생 말고, 피부 이야기를 하는 책이니까 피부도 좀 부족한 듯 다스리는 것이 정답이라는 말로 끝내야겠습니다. 부디 점점 더, 오늘보다 내일 더 예뻐지십시오.

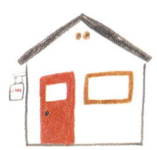

그동안 화장품을 너무 많이 발랐어!

生活 미용

초판 1쇄 발행 2015년 1월 10일
초판 2쇄 발행 2015년 5월 20일

지은이 | fbook 편집부
펴낸이 | 김우연, 계명훈
기획 · 진행 | fbook
　　　　　　김수경, 김연, 배수은, 박혜숙, 최윤정
마케팅 | 함송이
경영지원 | 이보혜
디자인 | design group ALL(02-776-9862)
사진 | 이현구(Studio etc. 02-3442-1907)
일러스트 | 문영숙
스타일링 | K.one studio
교정 | 김혜정
인쇄 | 미래프린팅
펴낸 곳 | for book 서울시 마포구 공덕동 105-219 정화빌딩 3층
　　　　　02-753-2700(판매) 02-335-3012(편집)
출판 등록 | 2005년 8월 5일 제 2-4209호

값 6,000원
ISBN 978-89-93418-96-5　13590

본 저작물은 for book에서 저작권자와의 계약에 따라 발행한 것이므로
본사의 허락 없이는 어떠한 형태나 수단으로도 이 책의 내용을 사용할 수 없습니다.

※ 잘못된 책은 바꾸어 드립니다.